ABC
DA SAÚDE
INFANTOJUVENIL
Recomendações práticas do
Instituto da Criança do HCFMUSP

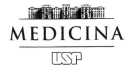 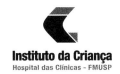

ABC
DA SAÚDE INFANTOJUVENIL
Recomendações práticas do
Instituto da Criança do HCFMUSP

EDITORA
Magda Carneiro-Sampaio

EDITORAS ASSOCIADAS
Samia Prates Darwich Moura
Juliana Lanzuolo

© Editora Manole Ltda., 2016, por meio de contrato com as Editoras.

"A edição desta obra foi financiada com recursos da Editora Manole Ltda., um projeto de iniciativa da Fundação Faculdade de Medicina em conjunto e com a anuência da Faculdade de Medicina da Universidade de São Paulo – FMUSP."

Logotipos   © Hospital das Clínicas – FMUSP
           © Faculdade de Medicina da Universidade de São Paulo
           © Instituto da Criança –FMUSP

Editor gestor: Walter Luiz Coutinho
Editoras: Eliane Usui e Juliana Waku
Produção editorial: Patrícia Alves Santana e Júlia Nejelschi

Capa: Ricardo Yoshiaki Nitta Rodrigues
Ilustração da capa: Aline Shinzato da Silva
Ilustrações do miolo: Aline Shinzato da Silva/Freepik.com
Projeto gráfico e editoração eletrônica: TKD Editoração

Dados Internacionais de Catalogação na Publicação (CIP)
(Câmara Brasileira do Livro, SP, Brasil)

ABC da saúde infantojuvenil/editoras Magda Carneiro-Sampaio, Samia Prates Darwich Moura, Juliana Lanzuolo de Queiros Mattoso Barreto. – Barueri, SP: Manole, 2016.

Bibliografia.
ISBN 978-85-204-4528-0

1. Adolescentes – Saúde 2. Bebês – Desenvolvimento 3. Crianças – Saúde 4. Doenças – Diagnóstico 5. Nutrição 6. Pediatria 7. Puberdade I. Carneiro-Sampaio, Magda. II. Moura, Samia Prates Darwich. III. Barreto, Juliana Lanzuolo de Queiros Mattoso.

	CDD-618.92
15-08116	NLM-WS 100

Índice para catálogo sistemático:
1. Pediatria: Medicina   618.92

Todos os direitos reservados.
Nenhuma parte deste livro poderá ser reproduzida, por qualquer processo, sem a permissão expressa dos editores.
É proibida a reprodução por xerox.

A Editora Manole é filiada à ABDR – Associação Brasileira de Direitos Reprográficos.

Edição brasileira – 2016

Editora Manole Ltda.
Av. Ceci, 672 – Tamboré
06460-120 – Barueri – SP – Brasil
Tel.: (11) 4196-6000 – Fax: (11) 4196-6021
www.manole.com.br
info@manole.com.br

Impresso no Brasil
Printed in Brazil

EDITORAS

EDITORA

Magda Carneiro-Sampaio
Pediatra especialista em Imunoalergologia, Professora Titular do Departamento de Pediatria da Faculdade de Medicina da Universidade de São Paulo (FMUSP) e Presidente do Conselho Diretor do Instituto da Criança (ICr) do Hospital das Clínicas da FMUSP.

EDITORAS ASSOCIADAS

Samia Prates Darwich Moura
Jornalista com especialização em Relações Públicas e Comunicação Organizacional pela Faculdade Cásper Líbero. Responsável pelo Centro de Comunicação Institucional (CCI) do Instituto da Criança (ICr) do Hospital das Clínicas da Faculdade de Medicina da Universidade de São Paulo (HCFMUSP)

Juliana Lanzuolo
Jornalista pela Universidade Metodista de São Paulo e pós-graduanda em Relações Públicas e Comunicação Organizacional pela Faculdade Cásper Líbero. Assessora de imprensa do Instituto da Criança (ICr) do Hospital das Clínicas da Faculdade de Medicina da Universidade de São Paulo (HCFMUSP).

COLABORADORES

Aide Mitie Kudo
Graduada em Terapia Ocupacional pela Faculdade de Medicina da Universidade de São Paulo (FMUSP) e pós-graduada em Administração em Serviços de Saúde e Administração Hospitalar pela Faculdade de Saúde Pública da Universidade de São Paulo. É coordenadora do Serviço de Terapia Ocupacional no Instituto da Criança (ICr) do Hospital das Clínicas da FMUSP.

Alfio Rossi Junior
Mestre em Medicina (Pediatria) pela Faculdade de Medicina da Universidade de São Paulo (FMUSP) e chefe da Comissão de Controle de Infecção Hospitalar (CCIH) do Instituto da Criança (ICr) do Hospital das Clínicas da Faculdade de Medicina da Universidade de São Paulo (HCFMUSP).

Ana Maria de Ulhôa Escobar
Pediatra do Instituto da Criança (ICr) do Hospital das Clínicas da Faculdade de Medicina da Universidade de São Paulo (HCFMUSP) e professora associada do Departamento de Pediatria da FMUSP.

Ana Paula Alves
Graduada em Nutrição pela Universidade Federal do Rio de Janeiro (UFRJ), mestre em Saúde Pública, pós-graduada em Administração Hospitalar pela Faculdade de Saúde Pública da Universidade de São Paulo (USP) e Diretora de Nutrição do Instituto da Criança (ICr) do Hospital das Clínicas da Faculdade de Medicina da Universidade de São Paulo (HCFMUSP).

Anthony Wong

Pediatra, toxicologista e diretor clínico do Centro de Assistência Toxicológica (Ceatox) do Instituto da Criança (ICr) do Hospital das Clínicas da Faculdade de Medicina da Universidade de São Paulo (HCFMUSP).

Antonio Carlos Pastorino

Pediatra, alergista e imunologista-chefe da Unidade de Imunologia do Instituto da Criança (ICr) do Hospital das Clínicas da Faculdade de Medicina da Universidade de São Paulo (HCFMUSP).

Ary Lopes Cardoso

Pediatra, mestre e doutor em Medicina pelo Departamento de Pediatria da Faculdade de Medicina da Universidade de São Paulo (FMUSP). É também responsável pela Unidade de Nutrologia do Instituto da Criança (ICr) do Hospital das Clínicas da FMUSP.

Benito Lourenço

Médico hebiatra, com título de especialista e habilitação em adolescência pela Sociedade Brasileira de Pediatria. Médico-chefe da Unidade de Adolescentes do Instituto da Criança (ICr) do Hospital das Clínicas da Faculdade de Medicina da Universidade de São Paulo (FMUSP). Médico assistente da Clínica de Adolescência da Faculdade de Ciências Médicas da Santa Casa de São Paulo. Membro do Departamento de Adolescência da Sociedade de Pediatria de São Paulo. Membro da Comissão Científica do Adolescente da Secretaria de Estado da Saúde – SP.

Claudio Schvartsman

Pediatra, responsável pelo Pronto-Socorro do Instituto da Criança (ICr) do Hospital das Clínicas da Faculdade de Medicina da Universidade de São Paulo (HCFMUSP).

Clovis Artur Almeida da Silva

Reumatologista pediátrico e responsável técnico científico pela Unidade de Reumatologia do Instituto da Criança (ICr) do Hospital das Clínicas da Faculdade de Medicina da Universidade de São Paulo (HCFMUSP). Também é professor associado do Departamento de Pediatria da FMUSP.

Cristina Miuki Abe Jacob
Professora associada do Departamento de Pediatria da Faculdade de Medicina da Universidade de São Paulo (FMUSP) e membro da Unidade de Alergia e Imunologia do ICr do Hospital das Clínicas da FMUSP.

Durval Damiani
Professor Livre-Docente na Universidade de São Paulo e chefe da Unidade de Endocrinologia Pediátrica do Instituto da Criança (ICr) do Hospital das Clínicas da Faculdade de Medicina da Universidade de São Paulo (HCFMUSP).

Filumena Maria da Silva Gomes
Pediatra, doutora em Medicina pelo Departamento de Pediatria da Faculdade de Medicina da Universidade de São Paulo (FMUSP) e médica assistente do Departamento de Pediatria da FMUSP.

Flávia Piazzon
Pediatra e geneticista pela Universidade Federal de São Paulo (Unifesp). É médica colaboradora do Ambulatório de Doenças Neurometabólicas do ICr e doutoranda do Departamento de Patologia da FMUSP. É médica consultora de erros inatos do metabolismo da Associação de Pais e Amigos dos Excepcionais de São Paulo (APAE DE SÃO PAULO).

Gabriel Wolf Oselka
Professor associado aposentado do Departamento de Pediatria da Faculdade de Medicina da Universidade de São Paulo (FMUSP).

Glauce Hiromi Yonamine
Nutricionista do Instituto da Criança (ICr) do Hospital das Clínicas da Faculdade de Medicina da Universidade de São Paulo (HCFMUSP). Possui mestrado em Ciências pelo Departamento de Pediatria da FMUSP e é especialista em Saúde, Nutrição e Alimentação Infantil pela Universidade Federal de São Paulo (Unifesp).

Hany Simon
Pediatra emergencista e atua no Pronto-Socorro do Instituto da Criança (ICr) do Hospital das Clínicas da Faculdade de Medicina da Universidade de São Paulo (HCFMUSP).

Lenycia de Cassya Lopes Neri
Nutricionista do Instituto da Criança (ICr) do Hospital das Clínicas da Faculdade de Medicina da Universidade de São Paulo (HCFMUSP).

Letícia Santoro Azevedo Soster
Neurologista pediátrica e neurofisiologista clínica. Especialista em Medicina do Sono e coordenadora do Laboratório do Sono do Instituto da Criança (ICr) do Hospital das Clínicas da Faculdade de Medicina da Universidade de São Paulo (HCFMUSP).

Lilian dos Santos Rodrigues Sadeck
Doutora em Pediatria pela Faculdade de Medicina da USP e neonatologista do Centro de Tratamento Intensivo Neonatal 1 do Instituto da Criança (ICr) do Hospital das Clínicas da Faculdade de Medicina da Universidade de São Paulo (HCFMUSP).

Louise Cominato
Médica assistente do Instituto da Criança (ICr) do Hospital das Clínicas da Faculdade de Medicina da Universidade de São Paulo (HCFMUSP) e mestre em Pediatria. Também coordena o Ambulatório de Obesidade do ICr-HCFMUSP e é professora de Pediatria da Faculdade de Ciências Médicas de Santos.

Marcelo Luis Abramides Torres
Professor MS3 da Faculdade de Medicina da Universidade de São Paulo (FMUSP) e supervisor da equipe de anestesia do Instituto da Criança (ICr) do Hospital das Clínicas da FMUSP. É também coordenador da Residência Médica em Anestesiologia e CET SBA do HCFMUSP e vice-presidente da Sociedade de Anestesiologia do Estado de São Paulo.

Marcelo Fava
Diretor técnico de odontologia no Instituto de Tratamento do Câncer Infantil (Itaci) e professor de odontopediatria na Universidade Estadual Paulista "Júlio de Mesquita Filho" (Unesp).

Marcelo Genofre Vallada
Pediatra do Instituto da Criança (ICr) do Hospital das Clínicas da Faculdade de Medicina da Universidade de São Paulo (HCFMUSP). Possui mestrado e

doutorado pela FMUSP. Médico responsável pela Universidade de Vacinas e Imunobiológicos Especiais do ICr.

Marcelo Valente
Médico radiologista do Instituto da Criança (ICr) do Hospital das Clínicas da Faculdade de Medicina da Universidade de São Paulo (HCFMUSP).

Maria Esther Jurfest Ceccon
Neonatologista e responsável pelo Centro de Tratamento Intensivo Neonatal 2 do Instituto da Criança (ICr) do Hospital das Clínicas da Faculdade de Medicina da Universidade de São Paulo (HCFMUSP).

Maria Eugênia Pesaro
Psicóloga, psicanalista, doutora em Psicologia Escolar e do Desenvolvimento Humano pela USP e coordenadora de projetos do Centro de Referência do Instituto da Criança (ICr) do Hospital das Clínicas da Faculdade de Medicina da Universidade de São Paulo (HCFMUSP).

Maria Ignez Saito
Professor Livre-Docente pelo Departamento de Pediatria da Faculdade de Medicina da Universidade de São Paulo (FMUSP). Presidente do Departamento de Adolescência da Sociedade de Pediatria de São Paulo (SPSP). Membro da Comissão Científica do Programa de Saúde do Adolescente – Secretaria de Estado da Saúde de São Paulo. Consultor Médico do Ministério da Saúde e da Organização Panamericana da Saúde.

Pedro Takanori
Pediatra e Diretor Clínico do Instituto da Criança (ICr) do Hospital das Clínicas da Faculdade de Medicina da Universidade de São Paulo (HCFMUSP).

Pilar Lecussán Gutierrez
Psiquiatra infantil, membro das comissões de Ética Médica e Bioética do Instituto da Criança (ICr) do Hospital das Clínicas da Faculdade de Medicina da Universidade de São Paulo (HCFMUSP). Trabalha no ICr-HCFMUSP acompanhando crianças e adolescentes com doenças crônicas e suas famílias.

Regina Maria Rodrigues
Pediatra assistente do Pronto-Socorro do Instituto da Criança (ICr).

Roberto Tozze
Pediatra do Instituto da Criança (ICr) do Hospital das Clínicas da Faculdade de Medicina da Universidade de São Paulo (HCFMUSP).

Sandra Josefina Ferraz Ellero Grisi
Professora Titular e Chefe do Departamento de Pediatria da Faculdade de Medicina da Universidade de São Paulo (FMUSP).

Uenis Tannuri
Professor Titular da Disciplina de Cirurgia Pediátrica do Departamento de Pediatria da Faculdade de Medicina da Universidade de São Paulo (FMUSP) e chefe da Unidade de Cirurgia Pediátrica do Instituto da Criança (ICr) do Hospital das Clínicas da FMUSP.

Ulysses Dória Filho
Pediatra do Instituto da Criança (ICr) do Hospital das Clínicas da Faculdade de Medicina da Universidade de São Paulo (HCFMUSP).

Vera Hermina Kalika Koch
Professora Livre-Docente do Departamento de Pediatria da Faculdade de Medicina da Universidade de São Paulo (FMUSP), Unidade de Nefrologia Pediátrica do Instituto da Criança (ICr) do Hospital das Clínicas da FMUSP. É também presidente da Associação Latino-Americana de Nefrologia Pediátrica.

Yu Kar Ling Koda
Pediatra especialista em Gastroenterologia pela Associação Médica Brasileira (AMB), pela Sociedade Brasileira de Pediatria (SBP) e pela Federação Brasileira de Gastroenterologia. Mestre em Pediatria e Doutora em Medicina pela Faculdade de Medicina da Universidade de São Paulo (FMUSP). Chefe da Unidade de Gastroenterologia do Instituto da Criança (ICr).

ESPECIALISTAS CONVIDADOS

Bruno Massa
Ortopedista do Instituto de Ortopedia e Traumatologia (IOT) do Hospital das Clínicas da Faculdade de Medicina da Universidade de São Paulo (HCFMUSP) e especialista em ortopedia infantil e cirurgia de pé e tornozelo.

Conceição Segre
Coordenadora do grupo de trabalho da Sociedade de Pediatria de São Paulo sobre síndrome alcoólica fetal. Livre-Docente em Pediatria Neonatal. Membro da Academia de Pediatria, da Sociedade Brasileira de Pediatria e da Academia Brasileira de Pediatria de São Paulo.

Gilka Gattás
Professora Livre-Docente da Faculdade de Medicina da Universidade de São Paulo (FMUSP) e coordenadora do projeto Caminho de Volta, que há quase 10 anos ajuda a elucidar casos de crianças desaparecidas.

Isilia Silva
Enfermeira obstetra e Professora Titular da Escola de Enfermagem da Universidade de São Paulo (USP).

Jayme Murahovschi
Pediatra, Titular da Academia Brasileira de Pediatria e Professor Livre-Docente em Pediatria Clínica.

João Paulo Becker Lotufo

Pneumologista pediátrico, coordenador do projeto Antitabágico do Hospital Universitário (HU) da USP. Representa o assunto drogas na Sociedade Brasileira de Pediatria (SBP) e na Sociedade de Pediatria de São Paulo (SPSP)

José Nélio Cavinatto

Pediatra no Instituto da Criança (ICr) do Hospital das Clínicas da Faculdade de Medicina da Universidade de São Paulo (HCFMUSP).

Katia Dantas

Diretora de Políticas Públicas para a América Latina e o Caribe do International Center for Missing & Exploited Children (ICMEC), organização não governamental que há mais de 15 anos se dedica a identificar, capacitar e preencher lacunas na capacidade da comunidade global em proteger adequadamente as crianças contra o sequestro, o desaparecimento, o abuso sexual e a exploração.

Kette Valente

Neurofisiologista do Hospital das Clínicas e Professora Livre-Docente de Neurologia Infantil da Faculdade de Medicina da Universidade de São Paulo (FMUSP).

Natasha Slherassarenko

Professora da Faculdade de Medicina do Mato Grosso (UFMT), doutora em Pediatria pela Faculdade de Medicina da Universidade de São Paulo (FMUSP).

Nise Yamaguchi

Médica oncologista e imunologista. Doutora em Biologia do Câncer pela Clínica Médica do Hospital das Clínicas. Trabalha na World Prevention Alliance, ONG cuja missão é promover aconselhamento, mediação e recomendações para o estabelecimento de estratégias, políticas e prevenção da saúde pública.

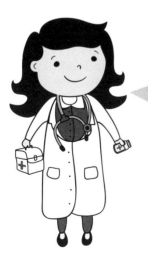

Alô, família!
Sou a Dra. Naná! É um prazer estar com vocês no *ABC*! Entre um capítulo e outro, vocês vão me ver destacando dicas essenciais sobre o tema em questão.
Espero que aproveitem a leitura e que eu possa ajudá-los a cuidar melhor do(a) seu(sua) filho(a).

SUMÁRIO

Prefácio.. XXI
Apresentação... XXIII
Saiba como agir na consulta pediátrica........................XXV
A outra face dos exames complementares......................XXXI
Os perigos do Dr. Google.................................... XXXV

Seção 1 – Boas-vindas ao seu bebê
Gestação, nascimento e desenvolvimento

1. Atenção redobrada ao cardápio!..............................3
2. Vacinas na gravidez..6
3. Por uma gravidez sem álcool................................9
4. Aflições de um parto prematuro.............................11
5. Como se preparar para a amamentação........................14
6. Cuidados com o coto umbilical..............................18
7. Os mil dias de ouro do bebê................................21
8. Você sabe o que é angústia da separação?...................26
9. Como lidar com a angústia da separação.....................30

Seção 2 – Nutrição e carinho
Cuidados com a alimentação

10. Lições para um pratinho saudável..........................35
11. A importância do café da manhã para a saúde das crianças..38

XVII

12. Um cardápio sem leite. 40

13. Constipacão intestinal. 42

14. Como um reloginho 44

Seção 3 – Proteção na medida certa
Vacinas e outros cuidados com a criança

15. Todos com a carteirinha em dia? 51

16. Cuidados com a saúde bucal do bebê 56

17. *Check-list* da coleta para exames 58

18. O poder da vitamina D. 62

19. Abaixo à superproteção antibactérias 64

20. Os melhores amigos da criançada 67

21. Brincar para aprender. 70

22. Fim da linha para as fraldas 72

23. O calor e as crianças 76

24. Quando o seu filho não dorme bem.... .78

25. Muito além do espírito de Natal 80

Seção 4 – Será que ele/ela está doente?
Queixas e doenças comuns na infância

26. Teste do pezinho (parte 1) 85

27. Teste do pezinho (parte 2) 89

28. E se der positivo?. 92

29. Intolerância à lactose. 94

30. Reações adversas ao leite de vaca 96

31. Os animais e as crises de alergia. 100

32. Bronquiolite no inverno 104

33. Refluxo gastroesofágico. 106

34. Obesidade infantil. 109

35. Cirurgia sem traumas 113

36. Cirurgia de fimose. 117

37. Seu filho tem pé chato? Será? 120

38. Como decorar o quarto da criança alérgica 123

39. Crescer pode doer 126

Seção 5 – SOS
Saiba como agir assertivamente em caso de emergência

40. Seu filho se queimou. E agora?.................................131
41. Convulsão: emergência comum nos primeiros seis anos de vida.......134
42. Febre, o alarme do nosso corpo................................137
43. O que fazer (ou não) em caso de vômito e diarreia.................140
44. Anafilaxia: quando a alergia é grave............................143
45. A segurança por trás da brincadeira............................146
46. O que será que ele engoliu?..................................149
47. Converse sobre segurança com a garotada......................152

Seção 6 – Viver e amadurecer
Descubra a adolescência

48. Quando a puberdade chega sem pedir licença.....................159
49. Gravidez na adolescência: desejada ou indesejada, sempre
    é inconsequente..162
50. Vacina contra o HPV (parte 1)...............................167
51. Vacina contra o HPV (parte 2)...............................171
52. Todos contra o cigarro.....................................175

Índice remissivo..179

PREFÁCIO

Este livro faz história, pois, escrito por grandes nomes da pediatria e de outros profissionais que trabalham de forma carinhosa e dedicada às crianças atendidas no Instituto da Criança (ICr) da Faculdade de Medicina da Universidade de São Paulo (FMUSP), traz informações valiosas, objetivas e práticas sobre a arte de cuidar de nossas crianças.

O Instituto da Criança da FMUSP, hoje dirigido pela Profa. Magda Carneiro-Sampaio e abrigando os professores e pesquisadores do Departamento de Pediatria da Universidade de São Paulo (USP), constitui-se num dos pilares de atendimento competente à infância no Brasil, e neste momento em que completa 40 anos de existência, nada mais apropriado do que brindar a todos com este compêndio.

Bem-vindo, pois, o *ABC da saúde infantojuvenil* e que frutifique, como já o faz brilhantemente o Instituto da Criança.

A Academia Brasileira de Pediatria, por mim aqui representada, sente-se honrada em participar da obra com este pequeno prefácio, que mostra o respeito e a admiração dos pediatras brasileiros pela história deste Instituto e pela lembrança dos grandes nomes de professores e pesquisadores que aqui labutam e labutaram.

A leitura é agradável, objetiva e mostra a simplicidade que antecede à competência no bom atendimento à infância, pois não se trata apenas de um Hospital Infantil que trata doenças complexas e raras, mas mostra uma das visões mais modernas e ao mesmo mais antigas da pediatria, que é a importância da prevenção, da puericultura e dos cuidados com o estímulo ao vínculo familiar, indispensável à saúde das novas gerações.

A nova pediatria que tanto desejamos e que se transformou nos últimos tempos no discurso mais frequente entre os que ensinam e aprendem pediatria, está de parabéns, pois oxalá mais instituições deste porte pudessem atender nossas crianças e também produzir obras como esta que atingem o âmago do interesse de todos nós, pediatras, professores, pesquisadores e familiares.

Bem-vindo, pois, o "ABC" do atendimento às crianças brasileiras. A Academia Brasileira de Pediatria, por meu intermédio, seu Presidente, sente-se honrada em participar desta obra, realizando esta breve introdução, com este prefácio.

José Martins Filho
Prof. Titular Emérito de Pediatria da
Universidade de Campinas (Unicamp)
Presidente da Academia Brasileira de Pediatria

APRESENTAÇÃO

Prezados Leitores,

É com grande satisfação que lançamos o *ABC da saúde infantojuvenil* por ocasião das comemorações dos 40 anos de atividades do Instituto da Criança (ICr) do Hospital das Clínicas da Faculdade de Medicina da Universidade de São Paulo (HCFMUSP). Este volume (o primeiro de uma extensa série) reúne as opiniões e as recomendações de grande parte do corpo clínico e de outros profissionais do ICr, assim como de especialistas convidados, sobre tópicos da saúde da criança e do adolescente.

Por se tratar de um hospital terciário de referência, o ICr atende apenas casos complexos e graves, e neste livro nós buscamos justamente dar atenção às crianças e aos adolescentes saudáveis ou com doenças sem maior gravidade, que não podemos atender nas nossas dependências. Os textos têm caráter educativo e tratam de questões relacionadas à promoção da saúde, prevenção de doenças e também à abordagem imediata pelas famílias de algumas situações de emergência comuns na infância.

A ideia de organizar este livro, assim como o portal www.abcsaudeinfantojuvenil.com.br, nasceu da necessidade de se estabelecer um diálogo com a sociedade dentro do Núcleo de Apoio à Pesquisa em Saúde da Criança e do Adolescente (NAP-CriAd). O grupo é ligado à Pró-Reitoria de Pesquisa da USP, sediado no ICr e foi fundado em 2012 pelos Profs. Gilka Gattás (Faculdade de Medicina), Gustavo Monaco (Faculdade de Direito), Isabel Cristina Gomes (Instituto de Psicologia), Isilia Silva (Escola de Enfermagem) e Magda Carneiro-Sampaio, além de Cristina Miuki Abe Jacob, Chong Ae Kim, Clovis Artur Almeida da Silva, Vera Koch e outros médicos ligados ao Departamento de Pediatria da FMUSP. O NAP-CriAd tem como objetivo principal promover a investigação e a reflexão sobre questões contemporâneas relacionadas com a saúde nas duas primeiras décadas da vida.

O grande diferencial deste livro reside no conhecimento, na experiência clínica e sobretudo no compromisso com a criança e o adolescente de todos os especialistas – do ICr e convidados – que contribuíram para os diferentes capítulos. Houve um enorme envolvimento de todos com a tarefa de transmitir conhecimentos sobre os cuidados com a criança e o adolescente, sobretudo para os pais, e durante o processo aflorou a vertente de educador de todos os autores.

A tarefa de tornar atraentes e de mais fácil compreensão temas áridos e, às vezes, até polêmicos, tem sido desempenhada pelas jornalistas Juliana Lanzuolo e Samia Prates, coeditoras deste volume. A partir de entrevistas e esclarecimentos com os especialistas, elas compuseram textos que foram cuidadosamente revisados pelos pediatras que são referências no tema em questão. Alguns conteúdos são de autoria dos especialistas, e a maior parte constituída pela "costura" das posições de vários médicos em torno de um tópico, visando sempre a transmitir ao leitor um conteúdo de caráter prático no cuidado, sobretudo, dos filhos.

Não é possível concluir este texto sem agradecer à jornalista Conceição Lemes, com longa e reconhecida militância na área da saúde, que plantou as primeiras sementes para a construção de um programa de educação para a saúde, do qual o portal já referido e o presente volume são frutos.

Cabe esclarecer ainda que parte do lucro da venda deste livro será revertido para os programas de humanização do atendimento no ICr.

Em nome das coeditoras e de todos os autores, desejamos que o conteúdo aqui apresentado possa contribuir de alguma maneira para o melhor cuidado da saúde das nossas crianças e dos nossos adolescentes.

Cordialmente,

Magda Carneiro-Sampaio
Profa. Titular do Departamento de Pediatria da FMUSP
Presidente do Conselho Diretor do Instituto da Criança

SAIBA COMO AGIR NA CONSULTA PEDIÁTRICA

O pediatra deve ser um grande parceiro da criança e da família. Confira as dicas de especialistas para extrair o máximo dessa visita

O pediatra tem a missão de cuidar da saúde física, mental e ambiental de seu pequeno em todas as fases do desenvolvimento, estendendo-se até a adolescência. Há compromisso mais sério do que este? Além disso, é ele o profissional que, periodicamente, deve orientar os pais e demais familiares sobre como proceder em relação à alimentação, à higiene e aos demais aspectos da saúde e da formação dos pequenos. E, do outro lado da mesa, invariavelmente, há sempre uma mãe ou um pai cheios de dúvidas e aflições para sanar em pouco tempo. Por isso, saiba como aproveitar ao máximo esse momento ao lado do seu parceiro pediatra.

CONFIE NO MÉDICO DO SEU FILHO

A confiança é o elo mais importante e primordial entre pais e especialista. Doutor Ary Lopes Cardoso alerta: "quando os pais passam em consulta, instruímos, por exemplo, que até os cinco meses a amamentação basta como fonte de energia. Eles têm de confiar nessa orientação. Não adianta chegar em casa e seguir os hábitos de amigos ou parentes introduzindo alimentos e bebidas sem respeitar a fase do desenvolvimento".

OBSERVE SE HÁ EMPATIA

"Empatia significa sintonia. O pediatra deve, por meio de uma conversa (anamnese), captar o sentimento da família, suas dúvidas e preocupações. A partir disso, ele irá orientar os pais de maneira prática", destaca o doutor Jayme Murahovschi, membro da Academia Brasileira de Pediatria.

LEVE TODOS OS DOCUMENTOS

Ao chegar ao consultório, esteja certo de que não esqueceu nada: os exames do pré-natal, todos os dados da criança, medidas do bebê e caderneta de vacinação – documento essencial que o pediatra deve acompanhar sempre. É importante que todos os exames anteriores e demais dados estejam em ordem. Isso ajudará o médico a avaliar a criança com mais rigor e organização.

ESTEJA SEMPRE BEM INFORMADO

Nos primeiros meses de vida, seu filho frequentará o pediatra mensalmente para as consultas de puericultura. Aproveite o momento para aprender a cuidar ainda melhor do seu bebê. Peça que o profissional lhe oriente sobre horários, estímulos, sono e outros cuidados. Conforme a criança vai crescendo, o pediatra vai lhe informando como ela deve adquirir independência progressiva, mas com os limites, brincadeiras, livros com figuras, dentição, prevenção de acidentes, treinamento do cocô e do xixi, retirada da mamadeira e da chupeta e momento de entrar na escolinha.

APRENDA A AJUDAR SEU FILHO A SE DESENVOLVER

Você pode estimular seu filho por meio de brinquedos adequados à idade, leitura de livros e programas televisivos educativos com limitação. Peça para que o pediatra lhe ensine como. Um sinal de alerta para o especialista é quando, mesmo diante do estímulo, a criança não corresponde ao esperado. Isso pode apontar doenças de origem neurológica, oftalmológica ou ortopédica, entre outras. Mas o doutor Pedro Takanori ressalta: "se os pais não estimulam as crianças, não temos como avaliar se o quadro se deve a isto ou a algum problema mais grave. Estimulando corretamente o bebê, a família pode ajudar a antever algumas patologias".

ORIENTE-SE SOBRE A ALIMENTAÇÃO

Quando seu filho estiver maior, para afinar as orientações sobre o que deve ou não compor o cardápio, é importante que todos que estiverem diretamente envolvidos na nutrição do pequeno estejam presentes na consulta. Assim, o médico não precisa mandar recado, pois ele nem sempre é compreendido pelo familiar que o recebe. É imprescindível que todos estejam alinhados sobre necessidades, excessos e demais orientações nutricionais para haver um consenso na hora das refeições.

CONHEÇA A MEDICAÇÃO E SEUS EFEITOS

Quando o médico prescrever um remédio, peça para que ele detalhe não apenas a dosagem, mas o que ele espera ou não da medicação, em quanto tempo a criança deve melhorar e quais os possíveis efeitos colaterais. Ele também deve explicar se a administração deve ser feita em jejum ou depois de comer. "Os pais também devem ser orientados sobre como a doença costuma evoluir para terem condições de observar o estado clínico da criança durante os dias após a consulta", complementa doutor Jayme.

ESCLAREÇA SUAS DÚVIDAS

Não vá para casa confuso nem tenha vergonha de perguntar. O médico está ali não apenas para cuidar do seu pequeno, mas também para lhe orientar. Por isso, relacione as perguntas por escrito um dia antes da consulta, assim nenhum detalhe passará despercebido.

REIVINDIQUE SEUS DIREITOS

Um profissional que não examina, mede, pesa o bebê e que não instrui os pais a cada consulta, de acordo com cada fase de desenvolvimento, pode não estar comprometido com o atendimento.

"Fique alerta e adote uma postura ativa diante do médico. Não o considere um ser superior. Contra-argumente ou, se necessário, reclame, troque de profissional, caso não esteja satisfeito com o atendimento e as orientações", sugere a pediatra Ana Maria de Ulhôa Escobar. Tenha em mente que o pediatra deve ser um grande amigo da criança e da família.

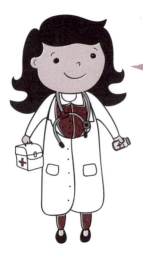

Fique atento à recomendação da Sociedade Brasileira de Pediatria sobre a frequência de consultas conforme a faixa etária do seu filho.

Recomendação da Sociedade Brasileira de Pediatria para frequência de consultas de acordo com a faixa etária	
Idade	Número de consultas
5 dias	1
15 dias	1
30 dias	1
2 aos 6 meses	1 vez por mês
8 meses	1
10 meses	1
12 meses	1
1 a 2 anos	1 vez por trimestre
Dos 2 aos 6 anos	1 vez por semestre
Dos 6 aos 18 anos	1 vez por ano

FONTES CONSULTADAS

Ana Maria de Ulhôa Escobar é pediatra do ICr e professora associada do Departamento de Medicina da Universidade de São Paulo (USP).

Ary Lopes Cardoso é médico assistente, mestre e doutor em Medicina pelo Departamento de Pediatria da FMUSP. É responsável pela Unidade de Nutrologia do ICr.

Jayme Murahovschi é pediatra e membro da Academia Brasileira de Pediatria.

Magda Carneiro-Sampaio é pediatra especialista em Imunoalergologia, Professora Titular do Departamento de Pediatria da Faculdade de Medicina da Universidade de São Paulo (FMUSP) e Presidente do Conselho Diretor do Instituto da Criança (ICr) do Hospital das Clínicas da FMUSP.

Pedro Takanori é pediatra e Diretor Clínico do Instituto da Criança do HCFMUSP.

A OUTRA FACE DOS EXAMES COMPLEMENTARES

Uma boa avaliação clínica deve sempre preceder o pedido de análises laboratoriais e de imagem, pois, em excesso, podem ser prejudiciais à saúde do seu filho

Quando saem do consultório sem um pedido de exame, há pais que se sentem inseguros e até colocam a avaliação do especialista em xeque. Mas, acreditem: muito dessa ansiedade decorre do repertório do adulto, ao ter como base o *check-up* da própria saúde. O fato é que a boa consulta pediátrica difere um pouco da do adulto. Pela anamnese e exame clínico detalhados, o pediatra tem condições de conferir se o crescimento e desenvolvimento da criança estão normais, assim como pode constatar sinais de algum problema. O atendimento pediátrico é ampliado, isto é, não se limita apenas à queixa relatada, e, por meio da conversa com os pais, o médico avalia não apenas o estado da criança, mas também o histórico familiar e o passado do paciente, o calendário vacinal, hábitos alimentares, de sono e do desenvolvimento neurológico e emocional.

"Na maioria dos casos, esses dados, completados pelo exame físico, são suficientes para uma boa avaliação. Na Pediatria, os exames devem ser complementares, ou seja, somente indicados quando a avaliação clínica for inconclusiva ou para documentar o diagnóstico para o futuro do paciente", afirma doutor Jayme Murahovschi, membro da Academia Brasileira de Pediatria. As consultas de puericultura agendadas de acordo com a orientação da Sociedade Brasileira de Pediatria constituem o *check-up* que toda criança precisa fazer. Com poucas exceções, dependendo, em especial, da história familiar de doenças, os exames devem ser solicitados.

Mas, quando não se trata de uma consulta de rotina e sim de emergência, muitos acabam recorrendo ao Pronto-Socorro. Neste atendimento, os pedidos de exames são mais comuns. "Isso acontece porque o plantonista precisa reunir o máximo de dados possíveis para descartar os problemas e, diferentemente do pediatra que segue regularmente a criança, não terá oportunidade de avaliar o quadro posteriormente", explica doutor Jayme, que reforça a importância de a família ter um pediatra de confiança a quem possa recorrer também nas situações de emergência.

O que muitos pais desconhecem, no entanto, é que exames de imagem, sobretudo, aqueles que demandam o uso do raio-X (radiografias comuns e, principalmente, tomografias) podem vir a prejudicar a saúde dos pequenos. Já existem evidências de que a exposição dos pequenos a exames como esses está associada ao maior risco para o desenvolvimento de cânceres como leucemia, linfomas e tumores cerebrais. "Na contramão disso, está o ultrassom, opção inócua para a saúde e que deve ser usado, preferencialmente, em Pediatria, sempre que indicado", explica doutor Marcelo Valente, médico radiologista do ICr.

Os pais também precisam estar atentos às análises clínicas que demandem coleta de sangue, que não constituem rotina no seguimento clínico da criança saudável, diferentemente do adulto.

A professora Magda explica que, normalmente, o volume de sangue é determinado pelo tipo de análise. Um hemograma convencional, por exemplo, requer 4,5 ml de sangue para ser realizado. Isso pode ser muito para um bebê. "A tecnologia trouxe avanços extraordinários para as análises clínicas e de imagem, que permitem diagnósticos mais precisos e, assim, tratamentos mais eficazes. No entanto, a indicação precisa estar muito bem embasada nas suspeitas clínicas. Os pedidos não devem ser indiscriminados, porque a retirada de volumes excessivos de sangue e a exposição a radiações ionizantes implicam em riscos para a saúde da criança", complementa Profa. Magda.

Constatações como essas motivaram o Instituto da Criança a criar o Programa Diagnóstico Amigo da Criança. Trata-se de uma iniciativa de humanização que tem como um dos pilares a maior segurança do paciente. Desde 2013, o Programa reúne tecnologia e recursos lúdicos a fim de reduzir o impacto negativo dos procedimentos diagnósticos para os pequenos pacientes, além de garantir precisão nos resultados.

A primeira vertente tem por objetivo a redução das amostras de sangue. "Estamos colhendo o menor volume de sangue possível. Apenas o suficiente para a realização de uma análise precisa. Se compararmos às coletas convencionais, temos conseguido redução de até 85% do volume."

Outro objetivo do programa é diminuir a exposição da criança ao raio-X. "Em pouco mais de dois anos houve uma redução de cerca de 20% de uso de raio-X e em 40% a necessidade de sedação antes da tomografia", constata o radiologista Marcelo Valente.

Esse último resultado também se deve às instalações diferenciadas da sala da tomografia. A criança tem oportunidade de assistir a um desenho animado de sua escolha durante o exame. Assim, quietinha, ela colabora para que o procedimento seja concluído sem necessidade de anestesia, que sempre representa um risco adicional.

"O princípio de todas as áreas de atuação do *Programa Diagnóstico Amigo da Criança* é que o médico valorize a importância da história clínica, se propondo, de fato, a ouvir a mãe e a examinar o paciente", ressalta Profa. Magda.

A valorização dos dados clínicos é uma bandeira que todos podem hastear. Na próxima consulta, esteja atento ao atendimento e converse com o pediatra sobre a real necessidade dos exames complementares, se estes forem solicitados.

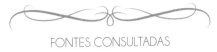

FONTES CONSULTADAS

Jayme Murahovschi é pediatra, Titular da Academia Brasileira de Pediatria e Professor Livre-Docente em Pediatria Clínica.

Magda Carneiro-Sampaio é pediatra especialista em Imunoalergologia, Professora Titular do Departamento de Pediatria da Faculdade de Medicina da Universidade de São Paulo (FMUSP) e Presidente do Conselho Diretor do Instituto da Criança (ICr) do Hospital das Clínicas da FMUSP.

Marcelo Valente é médico radiologista do ICr.

OS PERIGOS DO DR. GOOGLE

Quando o assunto é saúde, todo cuidado é pouco
se a fonte de informação for a internet

De braços dados com a tecnologia, a internet é o advento campeão das facilitações do mundo moderno. Enquanto ela viabiliza comunicação, difunde informação e otimiza processos com muita velocidade, as vantagens são inquestionáveis. Entretanto, soa o sinal de alerta se a ferramenta é utilizada para investigar sintomas de saúde. "Um dos grandes concorrentes dos médicos atualmente é o dr. Google. O fato é preocupante, porque, quando as pessoas não possuem as ferramentas e as habilidades necessárias para fazer um diagnóstico correto, a tendência é 'fabricar uma doença', modificando seus reais sintomas, de forma a ajustá-los às informações contidas na internet. Estudos americanos comprovaram que, diante dos resultados *on-line*, 70% das pessoas tendem a aumentar a gravidade do seu quadro clínico", alerta o toxicologista pediátrico Anthony Wong.

O problema não para aí. Diante de um diagnóstico arbitrário e, muitas vezes, equivocado, os internautas procuram um tratamento. Há, então, o grande risco de adotar medicamentos e doses erradas para doenças equivocadas. Sem contar os riscos de vir a sofrer efeitos adversos, de se intoxicar e até mesmo de enfrentar uma nova doença em decorrência da atitude inconsequente. Como no Brasil o controle de venda de remédios não é muito rígido, esses complicadores são mais comuns e mais graves do que se imagina.

Isso ocorre porque deve-se considerar que o indivíduo vai ajustar a busca de acordo com seus valores e desejos, ou até com seu estado psicológico naquele momento. Ou seja, a pessoa que acredita que está com uma doença grave tende a selecionar *sites* que abordem apenas esse tipo de assunto. Ela se deixa levar pelo que acredita ou até mesmo por seus preconceitos.

BUSCA SEGURA

Alertas à parte, obter informação é um direito de todos e, desde que bem filtrada, pode até acrescentar na visita ao pediatra. **"Nada substitui a experiência e o olho clínico do seu médico de confiança"**, ressalta o pediatra Ulysses Dória Filho. Mas, se quiser recorrer à internet para obter e confiar nas informações, é importante se cercar de algumas recomendações. Portanto, antes do primeiro clique, siga as orientações a seguir:

* certifique-se de que o *site* é relacionado a órgãos de saúde idôneos, como instituições públicas, sociedades médicas, universidades de renome, entre outros;
* acrescente o nome das instituições de credibilidade às palavras-chave;
* é importante que o *site* não possua vínculos com marcas comerciais de remédios ou produtos médicos, assim é mais seguro que a informação seja isenta de interesses comerciais;
* ao recorrer a clínicas e médicos pela rede, certifique-se do histórico de ambos. Os *sites* dos conselhos regionais de medicina podem ajudar na busca pelo cadastro do profissional.

FONTES CONSULTADAS

Anthony Wong é toxicologista pediátrico e Diretor Clínico do Centro de Assistência Toxicológica (Ceatox).

Ulysses Dória Filho é médico pediatra do ICr.

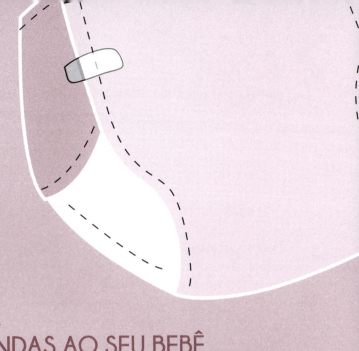

SEÇÃO 1
BOAS-VINDAS AO SEU BEBÊ

Gestação, nascimento e desenvolvimento

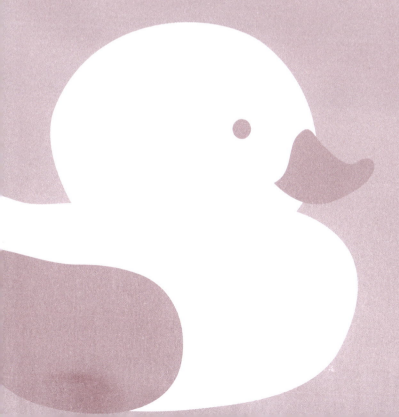

ATENÇÃO REDOBRADA AO CARDÁPIO!

Durante a gravidez, atente para uma alimentação equilibrada e de fontes confiáveis. Evite alimentos crus e aposte nas de fibras, frutas e legumes. O bom desenvolvimento do seu bebê, em grande parte, está em suas mãos e se deve ao que você leva à mesa

Ingerir frutas e legumes e balancear o consumo dos diversos grupos alimentares é importante para a saúde de todos, e ainda mais essencial às grávidas, responsáveis pelo bom desenvolvimento do bebê de maneira global. Nessa etapa inicial da formação de um indivíduo, ocorre também a programação metabólica do bebê, realizada a partir dos nutrientes ofertados pela mãe. Dessa forma, quando esse processo não ocorre de maneira satisfatória e o pequeno não se desenvolve nem ganha peso de forma adequada, o organismo dele pode se programar para receber e armazenar essas substâncias durante a vida. A longo prazo, esse quadro pode tornar seu filho suscetível a problemas como obesidade, hipertensão ou diabetes.

Diagnosticada a gravidez, a futura mamãe pode checar com um nutricionista se sua alimentação está equilibrada e se está fornecendo todos os nutrientes necessários para o bebê. Pode também iniciar a suplementação de ácido fólico, substância essencial durante o primeiro trimestre, mas que deve continuar sendo ingerida durante toda a gestação, para auxiliar no bom desenvolvimento do sistema neurológico, que já começa a se formar.

Folhas verde-escuras, como espinafre, rúcula e couve, são ricas em ácido fólico, entre outros nutrientes, portanto, são uma boa pedida durante a gravidez. Além disso, atualmente, por meio de medida governamental, todas as farinhas disponíveis no mercado são suplementadas com ácido fólico. Mas, ainda assim, é bom se certificar, por meio de exames de sangue, se seus níveis de ácido fólico estão adequados para o bebê e, com solicitação médica, sempre que necessário deve-se fazer a suplementação.

SOBREPESO E OBESIDADE

Estar em guerra com a balança antes de engravidar não é uma boa ideia. O excesso de peso diminui a fertilidade da mulher, que, quando consegue engravidar, está mais suscetível a algumas complicações, como aumento da pressão arterial, ganho de peso excessivo, diabete gestacional etc.

Neste caso, é extremamente importante seguir com acompanhamento nutricional durante toda a gestação, para a ingestão dos nutrientes necessários sem ganhar mais peso do que o indicado. Assim, os nutrientes para o bebê serão fornecidos na medida certa, sem correr riscos durante a gravidez.

Entre as principais queixas das gestantes estão os enjoos e a depressão pós-parto. Os enjoos costumam ocorrer no primeiro trimestre, fase em que há grandes alterações hormonais. Por isso, é recomendado ingerir alimentos secos ao acordar (como biscoitos salgados), não misturar alimentos quentes e frios na mesma refeição, evitar odores e sabores fortes, além de frituras e condimentos muito fortes. Sucos de limão e laranja (assim como de outras frutas cítricas), consumidos entre as refeições, auxiliam no alívio dos sintomas. Além disso, as refeições devem ser feitas de três em três horas e em pequenas porções.

Já a depressão pós-parto ainda é muito estudada e o único nutriente relacionado à melhora do quadro é o ômega 3, que pode ser encontrado no salmão, no atum e em demais peixes de águas profundas. No entanto, os dados científicos ainda não são precisos a esse respeito.

HIDRATAÇÃO *VERSUS* FLUXO DE LEITE

A hidratação é fundamental para toda gestação e essencial na amamentação. Pensando que podemos produzir até oito litros de leite por dia, imagine o quanto devemos beber de água! É comum as gestantes ingerirem cinco a seis litros de água por dia, e o leite deve estar presente em três porções diárias (nos lanches). Os sucos naturais podem entrar no cardápio como representantes do grupo das frutas. Durante o alto verão, a água de coco é uma ótima pedida!

Evite bebidas industrializadas, ricas em açúcar, e chás ou café, pois são estimulantes (ricos em cafeína).

Sinal verde	Sinal vermelho
▪ Invista em frutas, verduras e legumes. Quando a mãe ingere esses alimentos, há uma tendência maior de o bebê aceitá-los mais facilmente na fase de introdução da alimentação complementar. A impressão é que eles "aprendem" os sabores ainda dentro do útero. ▪ Capriche nas verduras verde-escuras, que são ricas em várias vitaminas e minerais essenciais para a gestação. ▪ Coma peixes três vezes por semana de fontes confiáveis. Prefira os de águas profundas e frias, como sardinha e salmão, pois são ricos em ômega 3.	▪ Evite café e chás (mate, preto, verde). Ricos em cafeína, são estimulantes do sistema nervoso central e o consumo deve ser esporádico durante a gestação. ▪ Não coma alimentos crus em restaurantes não confiáveis. Gestantes estão mais suscetíveis a toxinfecções alimentares, que podem ser graves para o bebê. Portanto, evite comer peixes e verduras cruas em estabelecimentos públicos (não temos certeza de como foram higienizados). ▪ Adote uma alimentação rica em fibras: alimentos integrais, verduras e legumes auxiliam no bom funcionamento do intestino, já que durante a gestação são comuns episódios de obstipação (intestino preso).

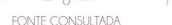

FONTE CONSULTADA

Lenycia de Cassya Lopes Neri é nutricionista do ICr.

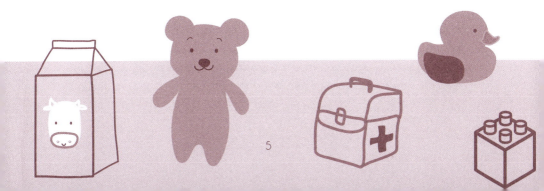

VACINAS NA GRAVIDEZ

Saiba quais são permitidas e passe longe das proibidas

O desejo de proteger e cuidar do bebê desponta ainda na gravidez, e parte desse compromisso pode ser realizado desde que a futura mamãe esteja com a vacinação em dia. A imunização durante a gestação é importante para a proteção da mulher, que pode estar mais suscetível às complicações de algumas doenças – como aquelas relacionadas à gripe – por conta das mudanças fisiológicas que a gestação acarreta. A vacinação da futura mamãe também protege a gestante de algumas doenças que ela poderia transmitir ao bebê após o nascimento. Além disso, é possível transferir certa quantidade de anticorpos para o recém-nascido, para que ele fique protegido até receber suas próprias vacinas e passe a produzir os próprios anticorpos.

No entanto, assim como há alimentos e medicações que devem ser evitados na gravidez, certas vacinas também são restritas. Veja quais são as vacinas que as futuras mães devem receber e também as que devem evitar.

RECOMENDADAS
Gripe

A vacina contra a gripe não contém nenhum agente infeccioso vivo, por isso não há risco de produzir a doença na mãe. Sua composição é atualizada anualmente, com a finalidade de proteger contra os vírus que devem circular naquela estação. Assim, é necessário aplicá-la mesmo que a gestante já tenha recebido uma dose no ano anterior, e pode ser aplicada em qualquer momento da gestação. A vacina não apenas protegerá a mãe, diminuindo os riscos das complicações da gripe durante a gravidez e evitando que a mãe doente infecte o bebê, mas já há estudos comprovando a passagem de anticorpos para o feto. Assim, nos primeiros meses de vida, o recém-nascido torna-se menos suscetível à gripe. A vacina é contraindicada apenas às mulheres com alergia grave a ovo, pois é produzida em ovos embrionados e, eventualmente, pode conter traços de proteínas do ovo.

Tétano

Além do risco de doença para a mãe, o tétano neonatal é uma doença muito grave, com risco de morte elevado. O cuidado inadequado com a higienização do coto umbilical é um dos principais fatores que predispõem o bebê ao tétano neonatal. Por isso, a vacina é uma das formas de proteger o recém-nascido, já que uma boa quantidade de anticorpos é transferida pela mãe. Toda gestante que não tenha recebido uma dose de antitetânica nos últimos cinco anos deve receber um reforço durante a gravidez.

Coqueluche

Há um aumento significativo do número de casos de coqueluche em todos os países, e as manifestações mais graves da doença acometem a criança de baixa idade. Toda gestante deve receber, após a 27ª semana de gestação, uma dose da vacina tríplice acelular tipo adulto, que previne contra o tétano, a difteria e também a coqueluche. A mãe fica protegida, diminuindo o risco de infectar o bebê com a bactéria, e transmite pela placenta anticorpos que vão proteger o bebê até que ele receba as próprias vacinas.

Hepatite B

Caso a futura mamãe já tenha sido imunizada contra hepatite B, não é necessário repetir a vacinação. Trata-se de uma doença potencialmente transmitida da gestante para o recém-nascido, sendo que o bebê que se infecta por essa via tem um maior risco (acima de 70%) de desenvolver a forma crônica da doença. O ideal é fazer uma avaliação sorológica no pré--natal para ter certeza se a gestante tem anticorpos contra a hepatite B. Gestantes que não tenham sido vacinadas anteriormente devem iniciar a vacinação durante a gravidez. A vacina também está disponível na rede pública.

VACINAS NÃO RECOMENDADAS

Vacinas injetáveis produzidas a partir de vírus vivos – como a vacina que previne a varicela (catapora) e as que previnem contra sarampo, caxumba e rubéola (tríplice viral) não devem ser aplicadas. Isso porque, durante a gravidez, há a possibilidade de o vírus se multiplicar e, eventualmente, atingir o feto. Neste caso, a grávida pode sofrer aborto como consequência, ou o bebê pode, eventualmente, sofrer lesões graves, más-formações, surdez e cardiopatias. Em princípio, a grávida não deve ser imunizada contra a febre amarela, pois esta vacina também é feita a partir de um vírus vivo, no entanto, alguns estudos demonstraram que futuras mamães vacinadas inadvertidamente não desenvolveram nenhuma complicação. Assim, gestantes que estejam sob risco aumentado de exposição à doença devem consultar seus médicos para avaliar um eventual benefício da vacinação.

FONTE CONSULTADA

Marcelo Genofre Vallada é pediatra, mestre e doutor pela Faculdade de Medicina da USP. Médico responsável pela Unidade de Vacinas e Imunobiológicos Especiais do ICr.

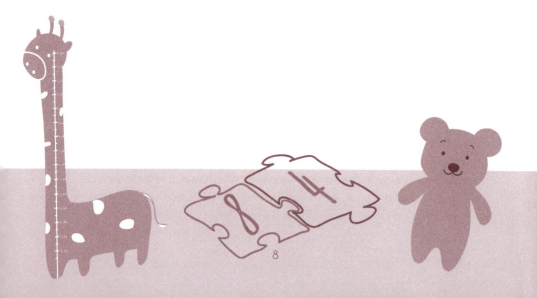

3

POR UMA GRAVIDEZ SEM ÁLCOOL

Para proteger seu filho da síndrome alcoólica fetal, pare de ingerir bebidas alcoólicas diante da menor suspeita de gravidez. Nem uma taça, nem um brinde, pois não há dose segura estabelecida para a saúde do bebê.

Durante a gravidez, você já deve ter ouvido: "uma tacinha de vinho pode". Apenas uma dose para o brinde não vai fazer mal." Ledo engano. A partir da concepção, não há estabelecimento de dose segura para o bebê, sobretudo durante as primeiras oito semanas. O problema é que, justamente nesse período, 50% das mulheres ainda não sabem que engravidaram e, portanto, na maioria das vezes não interromperam a ingestão de bebidas alcoólicas. Por isso, fique atenta! O casal parou de evitar a gravidez e já planeja ter filho? Há suspeitas de bebê a caminho? Diante do mínimo risco de concepção, pare de beber.

Bebidas alcoólicas atuam prejudicialmente e de maneira generalizada na formação de diversos órgãos vitais ao nosso organismo, como o coração e o cérebro. Isso porque suas substâncias agem preferencialmente nos tecidos do sistema nervoso central, podendo causar a síndrome alcoólica fetal (SAF). Trata-se de um grupo de sintomas e sinais que o bebê apresenta em decorrência do consumo de álcool pela mãe durante o período gestacional. São eles:

* No recém-nascido: alterações faciais; alterações no sistema nervoso central; déficit de crescimento; malformações cardíacas e em outros órgãos vitais.
* Mais tardiamente: baixo rendimento escolar, com comprometimento grave na inteligência, sobretudo no raciocínio lógico e matemático; problemas de relacionamento social; tendência ao alcoolismo.

É importante ressaltar que a SAF pode se apresentar de maneira completa (com sinais faciais aparentes e o conjunto de sintomas mais delineado) ou incompleta, com acometimento do rendimento escolar. Daí a dificuldade de cravar o diagnóstico de maneira precoce, já que o paciente só vai demonstrar déficits de aprendizado durante a fase escolar. Nesse ínterim, o transtorno de déficit de atenção e hiperatividade (TDAH) também pode ocorrer em decorrência da SAF.

Sempre que possível, o diagnóstico precoce auxilia no tratamento desses pacientes, para o qual não há indicação de remédios, mas sim a atuação de médicos e da equipe da saúde na correção das malformações, principalmente as cardíacas, além de acompanhamento com psicólogo, terapeuta ocupacional e outros profissionais da saúde focados em obter o melhor rendimento possível desses pacientes.

No entanto, verificamos que a falta de transparência e esclarecimento das mulheres acerca do problema ainda é um fator que dificulta a detecção precoce do problema pelos médicos. Muitas mães, durante a anamnese clínica, não admitem ter bebido álcool durante a gestação ou não tinham conhecimento dos males que a ingestão poderia ocasionar ao seu bebê.

Segundo a Organização Nacional de Síndrome Alcoólica Fetal, aproximadamente 40 mil crianças em todo o mundo sofrem de SAF a cada ano. As campanhas de divulgação, a orientação correta por parte dos obstetras durante o pré-natal e a conscientização das futuras mamães sobre sua responsabilidade na gestação ainda são as melhores armas para reduzirmos as estatísticas.

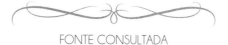

FONTE CONSULTADA

Conceição Segre é coordenadora do grupo de trabalho da Sociedade de Pediatria de São Paulo sobre síndrome alcoólica fetal, Livre-Docente em Pediatria Neonatal, membro da Academia de Pediatria, da Sociedade Brasileira de Pediatria e da Academia de Medicina de São Paulo.

4

AFLIÇÕES DE UM PARTO PREMATURO

Quando o bebê nasce antes da hora, as mamães
tendem a se perguntar o que fizeram de errado.
Desvencilhe-se da sua culpa, dedicando-se ao seu
pequeno

Sentimento de culpa, coração apertado e sensação de impotência diante de um serzinho totalmente vulnerável e dependente. Se uma gravidez completa já gera certa aflição e insegurança sobre como será a rotina dali em diante, muitos questionamentos extras permeiam o psicológico das mamães de prematuros – bebês que, por definição da Organização Mundial da Saúde (OMS), nasceram antes de completar 37 semanas de gestação. Há mães que se culpam pelo fato de seu filho ter nascido antes da hora ou começam a se questionar se fizeram muito esforço, trabalharam demais etc. Vários fatores podem ser responsáveis pelo parto prematuro, mas a doutora Lilian Sadeck, neonatologista do Instituto da Criança do Hospital das Clínicas, explica que, na maioria das vezes, as causas mais frequentes são: doenças maternas como hipertensão arterial, diabete, infecção urinária, ruptura prematura da bolsa amniótica, gestação de gêmeos e doenças infecciosas sexualmente transmissíveis. Todas essas causas podem ser prevenidas ou minimizadas com um pré-natal adequado e iniciado precocemente. Negligenciá-lo posterga a detecção de irregularidades com a gestante e o bebê, dificultando o tratamento adequado para cada caso. A falta de comprometimento com o acompanhamento médico durante a gestação também pode antecipar o trabalho de parto. "Algumas vezes, mesmo que a gestante realize o pré-natal corretamente, siga todas as orientações do obstetra e faça os exames laboratoriais solicitados, pode entrar em trabalho de parto prematuro por uma ruptura espontânea da bolsa ou sem causa aparente. Nesses casos, é comum a mãe se culpar e querer achar uma explicação para o fato; por isso, é muito importante que os profissionais de saúde conversem claramente, considerando cada uma das dúvidas que ela tenha", esclarece doutora Lilian.

Pensamentos de culpa podem comprometer a relação da mãe com o filho, mas há muitos outros fatores presentes no parto prematuro que também podem interferir. São eles: o nascimento de um bebê muito diferente do idealizado; vê-lo em uma unidade de terapia intensiva neonatal, dentro de uma incubadora, com uma série de aparelhos ligados no seu corpo tão pequeno e frágil; não poder pegá-lo no colo ou amamentá-lo e o medo de perdê-lo. São vários pontos que devem ser considerados e trabalhados com a mãe pela equipe multiprofissional com o objetivo de facilitar seu contato com o filho e melhorar a formação do vínculo entre eles. "Isso porque, mesmo quando não desencadeia uma depressão, a sensação de incapacidade de cuidar de seu filho é muito frequente, especialmente nos primeiros dias, na fase mais aguda e com maior necessidade de cuidados intensivos. Para amenizar essa aflição, cabe à equipe multidisciplinar lembrar à mãe de que ela poderá ajudar muito o seu bebê fornecendo seu leite, tocando e conversando com ele. Isso vai ajudá-la a ver que ela tem, sim, condições de cuidar do seu filho", reitera a especialista.

Além disso, é importante que a mãe tenha o apoio da família nesse período crítico, estimulando-a com atitudes positivas e com o objetivo de aumentar sua autoestima, facilitar o fornecimento de leite materno e diminuir a carga de estresse.

A doutora Lilian reforça que a presença dos pais durante a internação do bebê na UTI é de extrema importância para a formação do vínculo família-bebê. Durante esse período, os pais devem se preparar para recebê-lo após a alta hospitalar. Eles devem questionar e entender o que se passa com o seu filho, quais os exames que ele está fazendo, quais as medicações que está tomando e quais os riscos. Os médicos e demais profissionais de saúde devem compartilhar todas as informações com os pais, de forma que eles possam acompanhar todo o tratamento.

MÃE CANGURU

O método Canguru foi desenvolvido para o tratamento de bebês prematuros, baseado no contato pele a pele do bebê com a mãe (ou com o pai). Esse método é desenvolvido em três estágios:

- No primeiro, durante a internação na UTI neonatal, os pais serão incentivados a permanecer o maior tempo possível ao lado do bebê. Quando a criança já estiver estável, indica-se colocá-la no colo da mãe ou do pai, em contato pele a pele por períodos curtos, observando as condições do recém-nascido e dos pais.
- No segundo estágio, quando o bebê já está estável e em condições de permanecer continuamente em posição canguru, o método pode requerer outra internação para prosseguir com esse contato.
- Na terceira fase, após a alta hospitalar, também é possível conduzir o Canguru com acompanhamento ambulatorial semanal e avaliações periódicas, oferecendo um suporte para os pais.

"Quando o recém-nascido está estável, o contato mãe-bebê favorece o aleitamento materno, a manutenção da temperatura corpórea, minimiza as crises de apneia, entre outras vantagens", detalha a neonatologista.

FONTE CONSULTADA

Lilian dos Santos Rodrigues Sadeck é doutora em Pediatria pela Faculdade de Medicina da Universidade de São Paulo (USP) e neonatologista do Centro de Tratamento Intensivo Neonatal 1 do ICr.

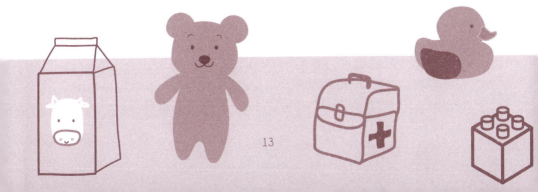

COMO SE PREPARAR PARA A AMAMENTAÇÃO

Saiba mais sobre a pega correta, a higiene e os cuidados com os seios, que devem começar desde a gravidez

Dentre as principais inquietações das grávidas – sobretudo das mamães de primeira viagem – estão os cuidados com o próprio corpo e com o bebê durante a amamentação. É natural ter dúvidas sobre como preparar, higienizar e cuidar do seio durante o aleitamento. Por isso, fique atenta às recomendações.

PREPARE-SE DURANTE A GRAVIDEZ

Muitas mulheres não têm sequer a mama examinada durante o pré-natal e só na maternidade percebem que o mamilo não está formado para o bebê abocanhá-lo. Ao estimular a região do mamilo e da aréola, você obtém seu formato real, ou seja, como ele deve ser e como vai ficar para ser oferecido. Durante o pré-natal, peça ao seu médico para avaliar o nível de protrusão do mamilo. Há exercícios recomendados para ajudar nesse quesito, mas que devem ser feitos somente com orientação de um especialista. Outro cuidado é com a resistência da pele que recobre o mamilo. Uma das possibilidades para aumentar a resistência dessa área e torná-la menos suscetível às lesões, popularmente chamadas de "fissuras", com a exposição da região do mamilo e da aréola ao sol. Aproveite o período da manhã ou do final da tarde para expor os seios inicialmente por dois minutos, e depois aumente o tempo gradativamente até chegar a 15 minutos. Esse tempo é suficiente para estimular a pele (que costuma estar muito protegida) a criar resistência ao atrito e se preparar para a amamentação sem risco de queimadura.

SINTA AS MUDANÇAS

A partir, principalmente, do terceiro mês, a mulher começa a perceber que sua mama libera uma secreção. O chamado pré-colostro é um ensaio para a produção do leite com a chegada do bebê. Você irá perceber que surgem algumas gotas muito clarinhas de leite no mamilo. Não se impressione com a pequena quantidade. No momento certo, o organismo produzirá hormônios que estimularão a produção suficiente para saciar o seu bebê.

HIGIENE SEM SEGREDOS

Quando o bebê já estiver mamando, é importante oferecer o seio sempre bem asseado, mas a regra é simples: durante o banho, evite passar o sabonete diretamente no mamilo e na aréola, para não ressecar a região. Use somente a espuma e muita água. Antes e depois das mamadas, recomenda-se apenas água corrente para higienizar o seio. No entanto, é claro que se você transpirou muito, sujou-se, o bebê regurgitou ou houve perda de leite que a deixou desconfortável, vale tomar um banho. Porém, é importante lembrar que, além de ser muito nutritivo para o bebê, o colostro forma uma película protetora para o seio materno. Então, não é interessante lavar com água e sabonete a cada mamada. A lavagem só com água corrente ajuda a não ressecar e manter essa proteção. Seque os mamilos com toalha macia por compressão.

Não exagere na pressão da toalha ao secar a mama e lave bem as mãos antes de cada mamada.

ESCOLHA O SUTIÃ ADEQUADO

Mantenha o sutiã sempre firme para manter as mamas elevadas. Sutiãs com costuras muito largas e ferros de sustentação não são indicados, pois podem provocar uma constrição dos ductos de leite. Durante a lactação, a mama aumenta muito, então, não tente usar o mesmo sutiã que usava antes da gravidez, para evitar comprimir algumas regiões da mama e dificultar a saída do leite.

APRENDA A POSICIONAR SEU BEBÊ CORRETAMENTE

A pega correta é fundamental para evitar as fissuras de mamilo e o ingurgitamento mamário (peito dolorido ou empedrado).

O bebê deve abocanhar o mamilo inteiro, distribuindo os lábios superior e inferior sobre mais da metade da aréola, promovendo o mecanismo de ordenha ao movimentar a parte inferior da boca. Com a ajuda da arcada inferior da mandíbula, a língua fará o movimento de alavanca e fixação do mamilo dentro da boca, bem posicionado.

Uma vez que a pega está correta, dificilmente a mãe sentirá desconforto no seio. Exceto quando se trata do primeiro bebê, se a pele da mulher for muito fina e frágil. Neste caso, durante as primeiras semanas, é natural que haja uma adaptação desse tecido ao tipo de demanda que ele está tendo, porque, em geral, o seio e o mamilo são muito protegidos. Quando o bebê não suga adequadamente, pode provocar bolhas, arranhaduras e escoriações – dependendo do tempo e da frequência das mamadas.

DIVERSIFIQUE AS POSIÇÕES

Você pode manter o bebê tanto na posição tradicional como na invertida: com as pernas embaixo do braço. Muda-se, assim, a pressão que a criança provoca na região mamilar. Ela vai pegar sempre no mesmo lugar, mas há uma alternância do quanto a pressão é exercida numa determinada região. Quando seu filho estiver maior, é possível adotar a posição cavaleiro, apoiado em uma das pernas, sentado, de frente para você.

Seja qual for a posição, o recomendado é que o bebê mantenha a barriga sempre de frente e, se possível, encostada no abdome da mãe. O rosto dele deve estar de frente e na altura da mama para que sua boca esteja voltada para o mamilo e o abocanhe. É importante que a mãe amamente com uma almofada como apoio para manter o filho nessa posição.

O DILEMA DO PROTETOR DE SEIO

Após a mamada, a ação da ocitocina (hormônio que promove a saída do leite) se mantém por alguns minutos, então, perder leite é comum. Há mulheres que perdem durante todo o dia. Neste caso, um absorvente de seios pode ser usado para proporcionar mais conforto. No entanto, é importante trocá-lo a cada mamada ou sempre que estiver úmido.

COMO LIDAR COM AS ESCORIAÇÕES E FERIDAS?

Quando a lesão é leve, a primeira indicação é usar o próprio colostro. Seus nutrientes irão ajudar na cicatrização. Há pomadas e cremes cicatrizantes que podem ser recomendados, dependendo da extensão da ferida.

Mas sempre ouça o seu médico primeiro; ele irá avaliar a lesão e observar a mamada para verificar se há algo errado na pega; se for a sucção do bebê, ele irá lhe ajudar a corrigir. Não se automedique.

Cuidado também com receitas populares como saco de chá, casca de banana ou óleo de cozinha. Elas são perigosas! A casca de banana é um veículo de contaminação em potencial por fungos. Na hora da mamada, seu filho pode absorver resíduos.

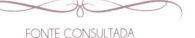

FONTE CONSULTADA

Isilia Silva é enfermeira obstetra e Professora Titular da Escola de Enfermagem da Universidade de São Paulo.

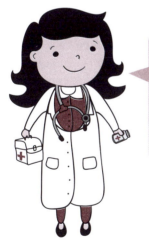

> Durante o banho, evite passar o sabonete diretamente no mamilo e na aréola, para não ressecar a região. Use somente a espuma e muita água. Antes e depois das mamadas, recomenda-se apenas água corrente para higienizar os seios.

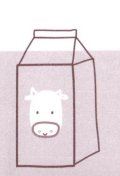
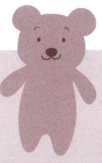
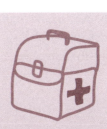

6

CUIDADOS COM O COTO UMBILICAL

Deixe os velhos costumes de lado. Água, sabonete
neutro e álcool 70% são os verdadeiros aliados
da higienização do umbigo do bebê

Durante toda a gestação, o cordão umbilical foi o principal canal do bebê com a mãe. Por meio dele passaram todos os nutrientes necessários para o desenvolvimento do seu filho. Mas, após o clampeamento (corte), logo ao nascer, muitas mães se preocupam e têm dúvidas sobre como higienizar e cuidar corretamente da região umbilical. "O importante é manter a região sempre seca, para facilitar a cicatrização, e limpa, para afastar infecção", ressalta a doutora Maria Esther Jurfest Ceccon, neonatologista responsável pelo Centro de Tratamento Intensivo Neonatal da Unidade de Neonatologia do Instituto da Criança. Acompanhe outras orientações.

HIGIENIZE O UMBIGO A CADA TROCA DE FRALDA

Durante o banho, apenas água e sabonete neutro são suficientes. Em seguida, seque bem com a toalha, encostando-a suavemente e nunca a esfregando. Quando for apenas trocar a fralda, como você deve estar com as mãos limpas, o ideal é cuidar do umbigo antes do contato com a região íntima do bebê.

Com a ajuda de um cotonete, use álcool 70% em todo o umbigo. Levante o coto suavemente para não se esquecer da área que fica coberta. O produto irá contribuir para a cicatrização. Não utilize nenhum outro medicamento, principalmente os coloridos, pois poderão ser absorvidos pela pele e mascarar uma possível infecção.

Intercorrências como um pouco de sangramento, vermelhidão e inchaço na região umbilical do recém-nascido são normais por conta do atrito com a fralda ou a roupa, mas preste atenção se as duas situações ocorrerem com frequência ou em excesso. Neste caso, o quadro pode indicar onfalite. Consequência de má higienização, a infecção na região umbilical é um quadro grave, que deve ser contornado brevemente com a internação do bebê e a administração de antibiótico intravenoso.

TRATAMENTO APÓS A QUEDA DO COTO

À medida que cicatriza, é normal que o umbigo escureça e, normalmente, caia sozinho quando o bebê tem entre 10 e 15 dias de vida. Até 21 dias, é normal. Depois disso, os pais devem procurar o pediatra, pois existem doenças como o hipotireoidismo congênito, em que um dos sintomas é o atraso na queda do coto umbilical. Ainda durante a cicatrização, é comum um cheiro fétido, próprio do processo. Mas se o odor persistir forte e acompanhado de pus, também é um sinal de alerta.

NADA DE USAR MOEDA OU OUTRA RECEITA ANTIGA

Para o cuidado após a queda do coto, as gerações antigas costumavam aderir às moedas, faixas e até ao pó de café. Nada disso funciona. Pelo contrário, são opções mais do que reprovadas pelos médicos. Moedas e outros objetos, mesmo esterilizados, podem contribuir para o surgimento de infecção do local e até de tétano umbilical. Por outro lado, as faixas causam desconforto ao bebê, prejudicando a respiração, a movimentação e até mesmo a alimentação. O ideal é continuar usando o álcool 70% e deixar o umbigo livre, descoberto. O sol da manhã também está liberado.

Após a queda, alguns pais podem perceber que o umbigo salta para fora, sobretudo, quando o neném chora. A hérnia umbilical incide em 20% dos recém-nascidos, mas a maioria desaparece até o primeiro ano de vida. Não use nada para tampar ou para empurrar o umbigo para dentro. Se a hérnia não ceder em um ano, um cirurgião deve ser consultado para avaliar se há necessidade de cirurgia.

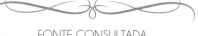

FONTE CONSULTADA

Maria Esther Jurfest Ceccon é neonatologista e responsável pelo Centro de Tratamento Intensivo Neonatal 2 do ICr.

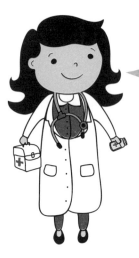

Sangramento, vermelhidão e inchaço no umbigo são normais por conta do atrito com a fralda. Mas, atenção: se ocorrer com frequência, pode ser onfalite, quadro grave que deve ser visto rapidamente pelo pediatra.

7

OS MIL DIAS DE OURO DO BEBÊ

Veja por que os cuidados durante a gestação e nos dois primeiros anos podem influenciar o desenvolvimento do seu filho para a vida inteira

Por *Ana Maria de Ulhôa Escobar,*
***Filumena Maria da Silva Gomes* e**
Sandra Josefina Ferraz Ellero Grisi *

Os primeiros mil dias da vida humana, período considerado de "ouro" na vida dos bebês, começa no momento da concepção e são a base essencial do futuro de um ser que potencialmente começa quando duas células se juntam. Esses primeiros mil dias são decisivos para estruturar física e mentalmente um indivíduo que se forma. Para entender melhor, façamos a conta: 9 meses de gestação (9 × 30 dias)= 270 + 365 dias (primeiro ano de vida) + 365 dias (segundo ano de vida) = 1.000 primeiros dias de vida.

Entre as principais razões que levam pesquisadores do mundo todo, neste início de século, a considerar este período tão precoce da existência humana como essencial para o crescimento e desenvolvimento do indivíduo, em sua total plenitude, duas delas merecem especial destaque:

> * Muitas doenças crônicas do adulto, como obesidade, hipertensão, doenças cardiovasculares ou diabetes, por exemplo, podem ter início na vida intrauterina.

Estudos científicos recentes apontam que um bebê que sofre qualquer agravo que culmine com restrição de crescimento dentro do útero materno, pode ter seus órgãos e sistemas afetados por alterações fundamentais que determinarão, na vida adulta, condições de doença.

Até há pouco tempo, acreditava-se que as doenças crônicas – como obesidade, hipertensão, diabetes, infartos e derrames – começavam na fase adulta. Estudos recentes, porém, comprovam que estas condições patológicas podem ter seu início no útero materno. Sabe-se que durante a gestação todos os órgãos e sistemas são formados. Para tanto, as células devem se multiplicar em alta velocidade, caracterizando, desta forma, uma fase determinante para a boa formação de todos os órgãos do bebê, sobretudo, dos sistemas cardiovascular e respiratório.

Estudos comprovam que quando o ambiente uterino materno sofre alguma perturbação – como hipertensão, regime alimentar de restrição ou excessivo, tabagismo ou até mesmo depressão –, a criança pode vir a nascer com baixo peso. Essa condição a deixa predisposta a desenvolver doenças crônicas na vida adulta, além de comprometer a elasticidade das artérias, a densidade dos ossos e deixá-la mais suscetível à depressão.

Tomemos como exemplo uma mãe gestante que fuma ou que tem hipertensão não controlada durante a gestação. A quantidade de nutrientes que passam para o seu filho é limitada. Resultado: o bebê fica pequeno e pode nascer com baixo peso para sua idade gestacional. Seguindo o exemplo, vamos entender o que acontece com o rim destes fetos: com poucos nutrientes essenciais, podem-se formar rins com um número menor de células, que são os néfrons. Consequência: este rim "limitado", com poucos néfrons, pode ser a causa de hipertensão na vida adulta.

A partir dessas preposições, entendemos que o ambiente dentro do útero é como se fosse uma "previsão do tempo" para o que o feto vai encontrar depois. Um ambiente de restrição intraútero pode programar um bebê biologicamente organizado para um ambiente de restrição extra útero. Se, no entanto, esta "previsão" não ocorrer, isto pode significar uma desvantagem para o pequeno bebê e futuro adulto, expressa pela maior probabilidade de doenças crônicas posteriormente.

Os cuidados maternos durante a gestação, sobretudo no que diz respeito à nutrição balanceada, portanto, serão cruciais para o bom desenvolvimento do indivíduo ao longo da vida. Obesidade, altas taxas de estresse, alimentação rica em gordura, violência, entre outras situações adversas que a gestante pode enfrentar, não passarão impunes para o bebê. Isso porque a comunicação entre a mamãe e o bebê é feita por meio da placenta e é essa estrutura que não apenas conduzirá os nutrientes, mas também irá traduzir todas as informações maternas para o bebê.

Qualquer uma dessas condições pode gerar estresse para o feto e, assim, poderá alterar o eixo hormonal que regula funções do organismo, como desenvolvimento e crescimento, menstruação e níveis de transpiração, entre outras várias particularidades de diversos órgãos.

Dada a relevância do período intrauterino para o bom desenvolvimento do indivíduo ao longo de toda a vida, é importante cumprir o pré-natal e, sempre que possível, planejar a gravidez. Assim, a futura mamãe pode minimizar os efeitos de uma carga excessiva de trabalho, bem como vigiar o ganho de peso e tomar outras providências que minimizem situações adversas que causarão estresse para o bebê.

Além disso, nascer com baixo peso (abaixo de 2.500 mg) pode, também, por si só, acarretar consequências imediatas para o pequeno bebê.

Cerca de 50% da mortalidade infantil até o primeiro mês de vida ocorre por conta do baixo peso para a idade gestacional. No Brasil, de 8 a 10% dos bebês vêm ao mundo nessas condições e por isso apresentam maior chance de diversos problemas como anemia, agravos no desenvolvimento físico e emocional, além da maior probabilidade das doenças crônicas no futuro, como foi exposto acima.

> * Os primeiros dois anos de vida são essenciais para o desenvolvimento cerebral.

Após o nascimento, segue-se uma outra etapa fundamental na formação do ser humano: o crescimento e desenvolvimento no ambiente físico e emocional a que está exposto. Nesta importante fase da vida, pais e cuidadores têm um papel absolutamente essencial para garantir as possibilidades de desenvolvimento cognitivo e emocional que estruturam o indivíduo e o capacitam para o resto da vida.

Os dois primeiros anos de vida são essenciais para a formação da neuroplasticidade. Isso significa que as estruturas cerebrais devem ser conectadas e amplificadas em uma complexa rede neuronal que permitirá ao bebê, criança e futuro adulto desempenhar melhor suas funções cognitivas, intelectuais e emocionais.

Os bebês nascem com seus neurônios formados, mas, como se estivessem "desligados". Nos primeiros anos de vida, especialmente nos primeiros meses, várias conexões, chamadas sinapses, vão se formando. Neurocientistas apontam um dado impressionante: os bebês são capazes de fazer 700 sinapses por segundo!

Mais incrível ainda é saber que o que promove esta fantástica rede de conexões é o vínculo afetivo que as crianças estabelecem com pais e cuidadores, já nos primeiros meses de vida. Uma rede de conexões neuronais bem estruturada é o alicerce essencial para que o indivíduo possa ter uma vida emocionalmente mais equilibrada e mais produtiva.

Com os constantes estímulos psico sensoriais o bebê vai se desenvolvendo e adquirindo novas capacitações físicas e intelectuais que permitirão seu desenvolvimento pleno.

Sob o ponto de vista estritamente biológico, os dois primeiros anos de vida são igualmente intensos. Um bebê geralmente dobra o seu peso de nascimento aos cinco meses de idade. O perímetro cefálico cresce 10 cm nos primeiros seis meses. Leva mais 15 anos na vida para crescer outros 10 cm.

Neste cenário de acelerados crescimento e desenvolvimento biológico, neuro psico e motor os aspectos nutricionais são fundamentalmente essenciais e determinantes. O aleitamento materno nos primeiros seis meses de vida garantem a plenitude de todos os parâmetros necessários para que o bebê possa atingir seus potenciais. A introdução alimentar posterior também deve seguir as orientações necessárias, respeitando a capacidade de digestão e absorção em cada fase dos primeiros dois anos de vida, garantindo, assim, o ganho pondo estatural adequado.

Nos primeiros mil dias de vida, portanto, acontecem a formação, crescimento e estruturação dos órgãos que serão a base para o funcionamento do organismo e a organização dos neurônios e sinapses que formarão a arquitetura cerebral, possibilitando a aquisição das capacidades cognitivas e psicológicas essenciais para crescimento e desenvolvimento saudáveis.

AUTORAS

Ana Maria de Ulhôa Escobar é pediatra do ICr e professora associada do Departamento de Pediatria da USP.

Filumena Maria da Silva Gomes é pediatra do ICr e professora da Disciplina de Pediatria Preventiva e Social do Departamento de Pediatria da Faculdade de Medicina da USP, onde também coordena disciplinas da graduação dos cursos de Medicina, Fisioterapia e Fonoaudiologia.

Sandra Josefina Ferraz Ellero Grisi é Professora Titular e chefe do Departamento de Pediatria da FMUSP.

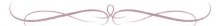

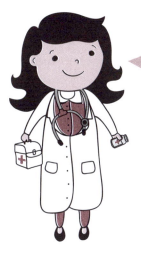

> Estudos comprovam que quando o útero sofre perturbações como uso de drogas, hipertensão ou depressão, o bebê pode nascer com baixo peso. Lembre-se de que a atenção à sua saúde repercute diretamente na saúde do seu filho.

VOCÊ SABE O QUE É ANGÚSTIA DA SEPARAÇÃO?

O momento em que o bebê não se mostra tão sociável pode ser doloroso para os pais e para a família. Apesar disso, veja por que a fase é decisiva para o desenvolvimento psicoemocional de seu filho

O bebê costumava ser sociável, pulava de colo em colo sem reclamar, mas de repente começou a chorar, a estranhar todo mundo. O pai, os avós e outros familiares podem ficar chateados, mas os pediatras ficam satisfeitos, pois garantem que o estranhamento é um sinal de que uma etapa importante do desenvolvimento psicoemocional do pequeno está se cumprindo: ele está aprendendo a reconhecer sua figura de referência, que é prioritariamente a mãe, ou quem cuidar dele.

Do nascimento até os oito meses, aproximadamente, o bebê, completamente imaturo e desamparado, não é plenamente capaz de se reconhecer como indivíduo único. Ele se considera parte da mãe, compartilhando com ela as mesmas vontades e sensações.

Diante dessa vulnerabilidade plena, o bebê precisa receber bons estímulos, principalmente maternos, para desenvolver sua percepção de mundo e reconhecer-se como sujeito. Por isso, é importante retomar os marcadores estabelecidos há décadas por grandes nomes da psicanálise.

SUPOSIÇÃO DO SUJEITO

Desde os primeiros dias de vida do bebê, a mãe precisa ser "suficientemente boa" (termo utilizado pelo pediatra e psicanalista Donald Winnicott) para reconhecer seu filho como um indivíduo e supor suas necessidades como pedidos que ele dirige a ela. Nesse aspecto, conversar com o pequeno é importante para interpretar suas reações.

Por mais que esse início de vínculo possa parecer óbvio para muitas mulheres, durante uma eventual depressão pós-parto, por exemplo, essa relação próxima está longe de ser estabelecida. É preciso que a mãe depressiva vença essa etapa em que, para ela, é impossível se relacionar com o mundo e com o bebê. Neste caso, é imprescindível para a saúde emocional do pequeno que algum familiar exerça esse papel.

PRESENÇA E AUSÊNCIA

Para estimular o bom desenvolvimento psicoemocional do bebê, a psicanálise defende que deve haver um intervalo entre a solicitação do pequeno e o atendimento materno dessa demanda. Que atire a primeira pedra a mãe que nunca se mostrou pronta a atender seu filho, ao lado do berço, ou que nunca acordou no meio da noite para verificar a respiração. É natural que a primeira reação seja essa, mas o ideal é evitar o pronto-atendimento. Diante do choro, espere alguns minutos e só então o atenda. Assim, você colabora para que o bebê institua noções de presença e ausência, ou seja, perceba, aos poucos, que a mãe está presente, que ela pode demorar um pouquinho, mas volta. E, ao mesmo tempo, ela vai descobrindo formas de resolver e lidar com o que o aflige.

Com isso, desenvolve-se também o estabelecimento de ritmos entre fome e saciedade, além de ser importante para o reconhecimento corporal. Às vezes o bebê acorda no berço e está apenas balbuciando pequenas sílabas, o que chamamos de "lalação". A mãe ansiosa já parte para o quarto para acudi-lo. Na verdade, ele precisa conversar consigo mesmo, reconhecer as partes do corpo e ir experimentando-as, já que ele não sabe ainda que tem um corpo.

ESTABELECIMENTO DA DEMANDA

Quando o bebê chora, a mãe toma esse choro como uma mensagem dirigida a ela e responde. Por isso, é importante adivinhar o que se passa com ele. Pergunte se é a fralda, molhada ou suja, que o está incomodando, se é fome ou sono. Com o tempo você terá condições de interpretar seu filho, pois o choro é a fala dele.

O que não é sadio é deixar a criança chorar sem atendê-la por muito tempo. Isso porque todos nós acionamos um sistema de reação ao estresse; se, em uma situação como essa, o pequeno não contar com um adulto para acolhê-lo e acalmá-lo, o nível de estresse torna-se tóxico e problemas emocionais podem ser desencadeados no futuro. Fatos como este são observados nos frutos da violência urbana, por exemplo, em que não há estabelecimento da demanda. O bebê não foi atendido quando precisou. O estresse tóxico na infância está relacionado a dificuldades escolares, de se fixar no emprego na vida adulta, a menos admissões em curso superior e até a maior incidência de violência e uso de drogas na vida adulta.

FUNÇÃO PATERNA

Por volta do sexto ao oitavo mês, a criança começa a estranhar o pai, o pediatra ou outro familiar. Apesar de ser um trauma para a família, o estranhamento é apenas uma fase comum no desenvolvimento do bebê, pois significa que ele está se percebendo como indivíduo independente de sua mãe e identificando o mundo ao seu redor. Essa reação tranquiliza os pediatras, pois demonstra que o bebê é capaz de estabelecer vínculos, ao contrário de crianças com características do espectro autista, que se voltam à sua realidade interior e apresentam dificuldades de reconhecer o ambiente externo e estabelecer a socialização na primeira infância.

A função paterna também pode ser compreendida como o momento em que a mãe já pode voltar a fazer e se interessar por outras coisas, e não fica mais exclusivamente focada nos cuidados com a criança. Assim, ela demonstra ao bebê, de forma indireta, que o mundo tem coisas interessantes para conhecer e explorar.

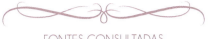

FONTES CONSULTADAS

Filumena Maria da Silva Gomes é pediatra, doutora em Medicina pelo Departamento de Pediatria da FMUSP e médica assistente do Departamento de Pediatria da FMUSP.
Maria Eugênia Pesaro é psicóloga, psicanalista, doutora em Psicologia Escolar e do Desenvolvimento Humano pela USP e coordenadora de projetos do Centro de Referência do ICr.
Sandra Josefina Ferraz Ellero Grisi é Professora Titular e Chefe do Departamento de Pediatria da Faculdade de Medicina da Universidade de São Paulo (FMUSP).

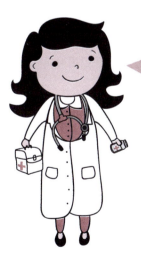

Diante do choro, espere alguns minutos e só então o atenda. Assim, você colabora para que o bebê institua noções de presença e ausência, ou seja, perceba, aos poucos, que a mãe está presente, que ela pode demorar um pouquinho, mas volta.

9

COMO LIDAR COM A ANGÚSTIA DA SEPARAÇÃO

Fique de olho nas nossas dicas e aprenda a ajudar seu bebê a superar esse momento de dor

Por volta dos oito meses, o bebê, antes excessivamente vinculado à mãe, vivencia um mundo de descobertas. Descobre não apenas o próprio corpo, mas também as pessoas que o cercam. Esse reconhecimento, no entanto, é uma transição para o pequeno, que em um primeiro momento tem medo do outro, de qualquer pessoa que não seja a mãe. Por isso, pode estranhar familiares e amigos. Trata-se da "angústia da separação ou do oitavo mês". Confira a seguir algumas dicas para amenizar esse momento de sofrimento do seu filho.

"APRESENTE" O PAPAI

O bebê não para de chorar diante do pai? Acalme-se e saiba que você terá papel essencial nessa aproximação. Com o bebê no colo, peça para que o pai o alimente, por exemplo. Há casos em que, quando o filho chora, há mulheres que têm dificuldades em deixar que o marido participe do cuidado. "Porque há também o bloqueio da mãe com a angústia da separação. Foi ela quem gestou o neném por nove meses, significou o mundo para ele, então, não é fácil perder esse papel. Mas elas têm de dar uma chance para o pai, para a própria saúde emocional e a do bebê", recomenda a doutora Filumena Gomes, pediatra do Instituto da Criança.

OFEREÇA UM OBJETO DE TRANSIÇÃO

Um paninho, um urso de pelúcia ou um objeto macio e lavável poderá ajudar a confortar o pequeno nos momentos de angústia da separação, pois o objeto simboliza a mãe para o bebê. Muitas mulheres ficam em dúvida se devem ou não ofertar algo, por medo da dificuldade em separá-lo da criança depois, mas a doutora Filumena afirma que o bebê vai eleger o objeto de qualquer forma, pois é algo ao qual ele se apega para se consolar nesse momento de angústia, mas que faz parte do desenvolvimento.

CONFORTE O SONO

Quando o pequeno está no auge do enfrentamento dessas angústias e estranha o outro enquanto está acordado, a tendência é que o quadro seja reproduzido também ao dormir, durante o sono. Então, a mãe deve redobrar a paciência, pois esse bebê pode apresentar distúrbios do sono e acordar com mais frequência durante a noite. Deixe uma luz acesa no corredor para que, ao despertar, ele reconheça que está no quarto dele.

PROMOVA PEQUENAS CHEGADAS E PARTIDAS

Lembre-se de que o diálogo, desde os primeiros meses, contribui para o vínculo e para o estabelecimento da demanda, já que, depois de alguns meses, você reconhece a necessidade do seu filho e ele, por sua vez, vai modulando suas reações para ser compreendido. Então, antes de sair para o trabalho, diga para o seu bebê que vai embora, mas que voltará depois. Não se despedir é pior. Ele pode achar que não a terá de volta nunca mais. Ao chegar em casa, brinque e avise a criança que você chegou. A brincadeira de esconder, cobrindo o próprio rosto com uma toalha, também é uma alternativa interessante no processo de angústia da separação, pois faz com que seu filho vá percebendo a materialização das coisas e das pessoas.

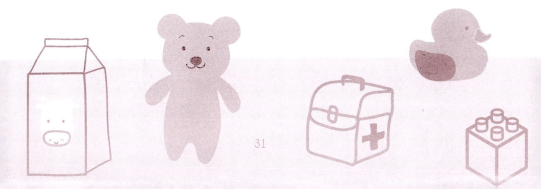

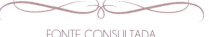

FONTE CONSULTADA

Filumena Maria da Silva Gomes é pediatra, doutora em Medicina pelo Departamento de Pediatria da FMUSP e médica assistente do Departamento de Pediatria da FMUSP.

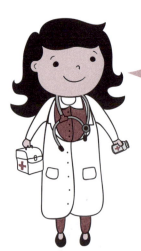

* Insira o pai nos cuidados do bebê.
* Ofereça ao pequeno um objeto de transição.
* Converse com o bebê desde os primeiros meses.

SEÇÃO 2
NUTRIÇÃO E CARINHO
Cuidados com a alimentação

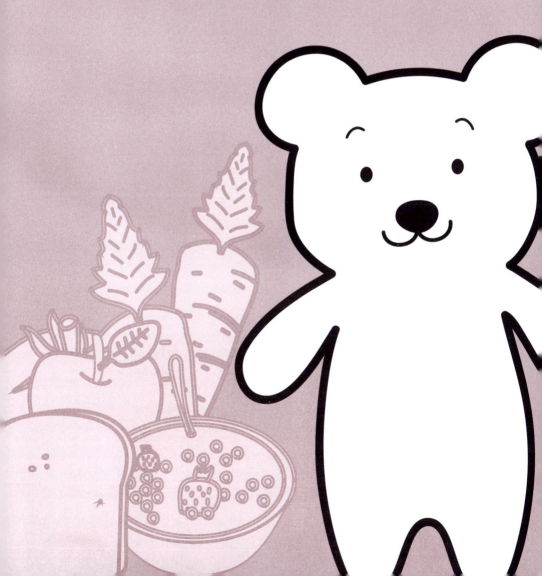

10

LIÇÕES PARA UM PRATINHO SAUDÁVEL

*Enquanto a amamentação basta, é fácil, mas,
quando chega a hora de diversificar o cardápio,
as dúvidas começam a surgir. Veja como apresentar
corretamente os alimentos para seu filho*

Quando ele nasce é fácil acertar, pois o leite materno é o melhor alimento para o seu filho e pode ser exclusivo até os seis meses de idade. "Há casos em que a mãe não tem condições de amamentar e pode utilizar as fórmulas infantis de partida, identificadas com o número 1, destinadas às crianças de zero até seis meses de idade, e as fórmulas infantis de acompanhamento, identificadas com o número 2, para crianças de 6 até 12 meses", afirma Ana Paula Alves, diretora da Nutrição do Instituto da Criança (ICr) do Hospital das Clínicas da Faculdade de Medicina da Universidade de São Paulo (HCFMUSP). Passados os seis meses, deve-se introduzir a alimentação complementar, mantendo o aleitamento materno até os dois anos. Cabe aos pais a missão de estimular o paladar das crianças com nutrientes e sabores do bem, para uma vida com hábitos e desenvolvimento saudáveis. A boa nutrição, quando introduzida desde o berço, evita recusas e cara feia na hora de comer.

BOM COMEÇO!

As frutas devem ser as primeiras a serem oferecidas, no período da manhã, no intervalo da mamada, uma vez ao dia. Dê preferência às frutas na forma de papa, amasse com o garfo e sirva em colheradas. Dessa forma, preserva-se maior quantidade de fibras. "Mesmo para os bebês, o ideal é que o suco seja servido no copo e, no máximo, 100mL por dia", orienta Ana Paula.

Na semana seguinte, você pode oferecer a papa principal, uma vez ao dia, no almoço ou jantar, complementando a amamentação, enquanto não houver boa aceitação da papinha. Assim que a aceitação for melhorando, a papa principal substituirá a mamada deste horário.

Aos sete meses de idade, comece a oferecer a papa principal no almoço e jantar; entre os nove e 12 meses de vida, o bebê pode começar a comer os alimentos da família, desde que sejam saudáveis e adequados.

Evite ao máximo embutidos, como salsicha, linguiça e presunto, frituras, temperos prontos ou picantes, refrigerantes, sucos industrializados e outros alimentos industrializados com corantes artificiais, ricos em açúcar ou sal, como queijo *petit suisse*, doces, chocolate e biscoitos recheados. Esses alimentos são ricos em sal, açúcar e gorduras que não são adequados para o seu bebê. Além disso, irritam o estômago e estimulam o paladar do seu filho para o consumo de doces e salgados. "Sem contar que pesquisas científicas já comprovaram que o excesso de consumo destes alimentos leva à obesidade, diabete, colesterol alto, doenças cardiovasculares e câncer", alerta Ana Paula.

Para o preparo das primeiras papas de frutas e sucos, é importante respeitar as características regionais, safra, custo e dar preferência às naturalmente doces, como laranja, maçã, pera, mamão, banana, manga, melancia, melão e pêssego, e não acrescente açúcar. Ofereça uma opção por vez para que a criança possa conhecer o sabor das frutas individualmente. Em um segundo momento, misture os sabores.

Quando o bebê começar a comer, utilize legumes variados (abóbora, cenoura, chuchu, abobrinha) e cereais (arroz, farinha de milho) ou tubérculos (batata, mandioquinha, inhame, cará). Espere três dias e acrescente, aos poucos, carne (bovina, ave e peixe), verduras (espinafre, repolho, couve, brócolis) e leguminosas (feijão, lentilha, soja, ervilha). É importante que, ao preparar a papa principal, você inclua um item de cada grupo alimentar, ou seja, um cereal ou tubérculo (raízes), um tipo de leguminosa (grão/feijão), uma carne e duas hortaliças (verduras e legumes). Importante: ao temperar a sopa do bebê, use apenas óleo e cebola na papa principal em pequena quantidade. Após a fase de adaptação, alho, salsinha, manjericão, salsão e outros temperos naturais, desde que frescos, estão liberados.

"Oferecer outros alimentos antes dos seis meses pode atrapalhar o aleitamento materno, aumenta o risco de ocorrer alergias alimentares, infecções e deficiência de nutrientes", adverte Ana Paula. A especialista reforça ainda que a consistência da alimentação deve evoluir de acordo com a aceitação da criança.

Em um primeiro momento, as frutas e papas devem ser amassadas com o garfo ou raspadas. "Nunca passe no liquidificador. Isso impede a criança de distinguir a consistência, o sabor e a cor dos novos alimentos. Aos sete meses é importante deixar pequenos pedaços de alimentos no pratinho dele. Assim, você o estimula a mastigar", conclui a nutricionista.

ELE SENTE SEDE?

Durante o aleitamento materno não há necessidade de oferecer água ou chás ao seu filho, pois todas as vitaminas e sais minerais estão no seu leite. Porém, se você está administrando uma fórmula infantil, ofereça água nos intervalos das mamadas desde os primeiros meses. Não se esqueça de que a água deve ser fervida ou filtrada.

FONTE CONSULTADA

Ana Paula Alves é graduada em Nutrição pela Universidade Federal do Rio de Janeiro (UFRJ), mestre em Saúde Pública, pós-graduada em Administração Hospitalar pela Faculdade de Saúde Pública da Universidade de São Paulo (USP) e Diretora de Nutrição do ICr.

A IMPORTÂNCIA DO CAFÉ DA MANHÃ PARA A SAÚDE DAS CRIANÇAS

Pular esta refeição não faz bem para o desenvolvimento infantil, pode comprometer o rendimento escolar e contribui para o ganho de peso

Por *Ana Paula Alves**

Bom rendimento escolar, mais atenção, memória e disposição para os estudos e para a rotina em geral. Tudo isso é possível quando o dia das crianças começa com um bom café da manhã.

A primeira refeição é também a principal porque quebra um longo período de jejum e evita problemas desnecessários causados pela hipoglicemia (baixa concentração de glicose no sangue). Considerando o hábito médio da população brasileira, ao levar à mesa leite, pão com manteiga, por exemplo, frutas e suco, estão garantidos os carboidratos, que nos fornecem energia, as proteínas, cálcio e fibras (sobretudo, se o pão escolhido for integral), vitaminas e minerais. Um *mix* de nutrientes de que os pequenos precisam para iniciar as atividades diárias e favorecer o desenvolvimento.

Atualmente, a falta de tempo tem interferido bastante no hábito alimentar dos brasileiros. O dia já começa agitado, com uma passada rápida pela cozinha para comer algo bem prático ou, o que é pior: há quem se lembre de comer apenas na metade da manhã. O perigo é quando o mau hábito dos pais é transferido para as crianças.

Uma pesquisa da Universidade de Minnesota (EUA), realizada com 2.200 adolescentes, mostrou que aqueles que consumiam café da manhã costumavam ter uma dieta saudável durante o dia e eram mais ativos do que os que pulavam a refeição. Cinco anos após o início do estudo, os que tomavam café da manhã diariamente ganharam menos peso e tinham um índice de massa corpórea (IMC) menor do que os que não tomavam.

Ao negligenciar o café da manhã, o jejum normal torna-se muito prolongado e a diminuição da glicemia dificulta as atividades matinais, pode acarretar deficiência de cálcio, tremores, mal-estar e até pessimismo. Além disso, a criança está mais propensa a comprometer a qualidade das refeições seguintes, porque tende a driblar a fome com lanches calóricos, ricos em gordura e carboidratos.

Pesquisas apontam que o consumo do café da manhã aumenta com a idade. Adultos entre 18 e 60 anos mantêm o hábito, enquanto crianças e adolescentes entre 4 e 18 anos pulam a refeição. A negligência maior, no entanto, se faz presente entre as adolescentes. Quando se preocupam demasiadamente com a imagem, em manter um corpo esbelto, levam ao extremo dietas restritivas sem orientação.

Começar o dia com alimentos saudáveis é levar saúde, disposição e bom desempenho mental não apenas para o resto do dia, como também para toda a vida. No caso das crianças, no entanto, a colheita desses resultados depende dos pais. Eles são os verdadeiros responsáveis por instituir e disseminar hábitos saudáveis e, sobretudo, regras de comportamento diante das refeições.

AUTORA

Ana Paula Alves é graduada em Nutrição pela Universidade Federal do Rio de Janeiro (UFRJ), mestre em Saúde Pública, pós-graduada em Administração Hospitalar pela Faculdade de Saúde Pública da Universidade de São Paulo (USP) e Diretora de Nutrição do ICr.

12

UM CARDÁPIO SEM LEITE

Como é feito o diagnóstico de pacientes intolerantes à lactose?

A intolerância à lactose ocorre quando o organismo produz de forma deficiente ou não produz lactase, a enzima responsável pela quebra da lactose (açúcar do leite) em glicose e galactose, formas mais simples de açúcares, as quais são absorvidas pelo organismo. O diagnóstico, geralmente, pode ser feito com histórico do paciente e avaliação clínica, que são suficientes para que os médicos relacionem o aparecimento de sintomatologia com a ingestão de lactose. Uma vez estabelecida a suspeita clínica, é possível tentar comprovar o diagnóstico com teste terapêutico, introduzindo uma dieta isenta de lactose. Neste caso, o indicado é eliminar todas suas fontes alimentares. Por isso, é importante criar o hábito de ler os rótulos de todos os produtos consumidos, a fim de identificar alimentos com lactose "oculta". A dieta deve ser mantida por pelo menos duas semanas, com resolução total da sintomatologia. Em seguida, o paciente é submetido novamente à dieta cujos alimentos contenham lactose e, então, caso ele apresente os sintomas novamente, o diagnóstico está confirmado.

A lactose não digerida é fermentada no cólon do intestino, fato que pode ser detectado por meio da análise do pH das fezes, que deve estar ácido, ou seja, abaixo de 5. Neste caso, o exame também apontará substâncias redutoras nas fezes acima de 0,25%. Embora inespecíficos, esses testes sugerem má absorção de carboidratos, portanto, em algumas situações, podem auxiliar no diagnóstico de intolerância à lactose.

Atualmente, existe o teste do hidrogênio expirado, que também auxilia no diagnóstico da má absorção de lactose. Alguns fatores podem interferir na eliminação do hidrogênio pelo ar expirado, gerando resultados falso-positivos ou falso-negativos. Por isso, é importante consultar um gastroenterologista para interpretar os resultados.

Além disso, atualmente, é possível avaliar as deficiências de lactase por meio de estudo genético dos pacientes, o que permite diferenciá-los em tolerantes e não tolerantes à lactose.

FONTE CONSULTADA

Yu Kar Ling Koda é pediatra, especialista em Gastroenterologia pela Associação Médica Brasileira (AMB), pela Sociedade Brasileira de Pediatria (SBP) e pela Federação Brasileira de Gastroenterologia. Mestre em Pediatria e Doutora em Medicina pela Universidade de São Paulo (USP). Chefe da Unidade de Gastroenterologia do ICr.

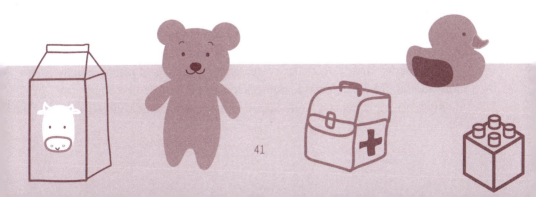

13

CONSTIPAÇÃO INTESTINAL

Aprenda a observar o padrão de evacuação do seu bebê e a identificar quando o intestino dele precisa de atenção

O hábito intestinal varia conforme o que a criança ingere e sua faixa etária. Além disso, o ritmo do intestino pode dizer muito sobre como anda a saúde do seu bebê. Durante a amamentação exclusiva, por exemplo, a chefe da Gastroenterologia do Instituto da Criança, Yu Kar Ling Koda, explica que o padrão normal de evacuação pode chegar a cinco ou seis vezes ao dia e as fezes são mais líquidas, geralmente de coloração amarela-clara.

A nutricionista do Instituto da Criança Glauce Hiromi Yonamine comenta que a amamentação também protege contra constipação, pois o leite materno possui prebióticos, substâncias que ajudam no funcionamento intestinal. "É muito mais difícil uma criança em aleitamento exclusivo desenvolver constipação. Ela pode até demorar um pouco mais para evacuar ou ainda, a frequência não ser diária, mas o cocô terá consistência adequada e a criança evacuará sem dor", afirma Glauce.

Também pode acontecer de o bebê evacuar logo após a mamada, já que a composição do leite materno é de fácil digestão. "Já uma criança que só toma mamadeira (com fórmula infantil) pode fazer menos vezes e mais consistente, como uma pasta, ou até fezes endurecidas" detalha a dra. Yu.

Com a introdução da papinha, o padrão muda novamente, por conta da alimentação variada. A criança evacua uma ou duas vezes, com fezes mais consistentes. E é nessa fase que os problemas de constipação são mais frequentes, principalmente quando não se toma cuidado com a alimentação.

COMO SABER SE O BEBÊ ESTÁ CONSTIPADO?

Há variações para a definição de constipação até mesmo entre os especialistas. Alguns confirmam o quadro quando o paciente permanece três dias sem fazer cocô, enquanto outros dizem que ocorre quando o paciente evacua menos de duas ou três vezes por semana. Doutora Yu prefere interpretar o padrão normal de evacuação da criança antes de definir o estado de constipação. Se normalmente o pequeno faz duas ou três vezes ao dia e as fezes costumam sair pastosas e sem dificuldade, mas em dado momento a mãe nota que ele passa a fazer esforço e sentir dor ao evacuar, além de apresentar as fezes endurecidas, ele está constipado.

"Mesmo que esse bebê faça cocô todos os dias, ele está em constipação. Ou seja, não interessa muito o intervalo, mas a consistência das fezes, como faz cocô: é com muito esforço? É duro, em pedrinhas? Sente dor? Chora?", explica a especialista.

O contrário também acontece: há bebês que tomam leite materno e ficam dois, três dias sem fazer cocô. Mas, se ao evacuar, as fezes vierem sem esforço, não se preocupe. Isso não é constipação.

"Devemos considerar também o padrão de constipação que nós herdamos. Se os pais apresentarem tendência à constipação intestinal, é recomendável tomar mais cuidado com a alimentação", afirma doutora Yu.

FONTES CONSULTADAS

Glauce Hiromi Yonamine é nutricionista do ICr. Mestre em Ciências, pelo Departamento de Pediatria da FMUSP e é especialista em Saúde, Nutrição e Alimentação Infantil pela Unifesp.

Yu Kar Ling Koda é especialista em Gastroenterologia pela Associação Médica Brasileira, Sociedade Brasileira de Pediatria e Federação Brasileira de Gastroenterologia. É Mestre em Pediatria e Doutora em Medicina pela Universidade de São Paulo e Chefe da Unidade de Gastroenterologia do ICr.

COMO UM RELOGINHO

Para driblar a constipação intestinal, tenha atenção à composição do cardápio e à hidratação da criançada, estimule a prática de atividades físicas e conheça aqui alguns aliados para uma dieta saudável desde a infância

Supositórios de glicerina ajudam a lubrificar o canal do ânus, entretanto só devem ser administrados com prescrição médica. As massagens abdominais e a flexão das perninhas do bebê também são recursos paliativos para aliviar os gases. "Entretanto, ambos vão funcionar apenas momentaneamente, não resolvem o problema. A melhor medida para controlar a constipação intestinal é estar atenta à composição dos pratos da criançada e à consistência adequada", explica doutora Yu Kar Ling Koda, gastroenterologista pediátrica.

O que ocorre é que, sobretudo na etapa de migração do aleitamento exclusivo para a introdução das primeiras papas, muitas mães repetem ingredientes do grupo dos carboidratos e não consideram os demais grupos de alimentos, como verduras, leguminosas, legumes e proteínas. "Além disso, é comum baterem tudo no liquidificador achando que devem facilitar a refeição oferecendo sopa aos bebês. Mas, na verdade, sem querer, agindo assim estão predispondo os pequenos aos quadros de constipação, pois perde-se principalmente o efeito facilitador de evacuação das fibras no processo de digestão", alerta a nutricionista Glauce Hiromi Yonamine.

A nutricionista também desmistifica outro receio das mães, que têm medo de introduzir alimentos mais sólidos. "O bebê não precisa ter dente para mastigar, pois a gengiva é dura o suficiente para ajudá-lo a quebrar os alimentos amassados com o garfo. Pelo contrário: eles devem aprender os movimentos mastigatórios e isso só vai acontecer se a consistência for mais espessa, de purê. Se for líquida, ele vai apenas engolir."

Por outro lado, não há problema em deixar a carne desfiada e a verdura cortada em pequenos pedaços. "Por isso que a introdução tem de ser gradativa, para que a criança vá treinando o movimento mastigatório. Assim, quando chegar a vez da carne, ela já vai aceitar melhor", explica Glauce.

Em torno de sete para oito meses, depois que a criança aceitou bem um prato principal, o jantar pode ser oferecido aos poucos. Entre o oitavo e o nono mês, é possível tentar pequenos pedaços, até chegar à consistência da refeição da família. A partir dos dez meses a um ano de idade, sirva o mesmo cardápio da família, desde que não tenha muito tempero industrializado e sal, sem frituras e gorduras. A regra é ser o mais saudável possível.

E PARA SOBREMESA...

As frutas devem ser servidas concomitantemente à papa salgada. Não precisa ser o suco da fruta, ela pode ser amassada também. "Em porções exageradas, os sucos podem predispor à obesidade, já que, na bebida, a criança acaba ingerindo as calorias de três laranjas, por exemplo. Sem contar que ao liquidificar você tira a casca, bate, coa. Novamente, perdem-se nutrientes e fibras", alerta a nutricionista.

Confira as recomendações da especialista sobre como pequenos detalhes na dieta podem auxiliar a mãe numa condição de constipação:

* **Analise o hábito alimentar da criança:** veja o que é possível mudar, porque muitas vezes trata-se daquela criança que não aceita frutas, legumes e verduras. Mas vamos lembrar que muitas vezes a escolha dela é consequência do hábito da família. Então todos devem mudar!
* **Verifique o nível de hidratação:** não se trata apenas de melhorar a ingestão de fibras; a hidratação deve caminhar junto, pois a fibra depende da água para favorecer o trânsito intestinal.
* **Estimule a prática de exercícios nos maiores:** atividade física sempre ajuda. A criança que só fica deitada, assistindo à TV, não estimula o intestino a funcionar.

* **Regule o reloginho:** por volta dos quatro anos, quando a criança já controla suas necessidades fisiológicas, vale o treinamento evacuatório para evitar a constipação. "Normalmente, o nosso intestino funciona bem após as refeições, então a mãe pode ajudar seu filho a criar o hábito de ir ao banheiro para evacuar todo dia, no mesmo horário."
* **Evite fazer lanches fora de hora:** para evacuar, é necessário acumular uma porção considerável de alimento, então ficar petiscando a todo momento dificulta o processo. Por isso, a criança deve fazer refeições completas em horários adequados. Acordar, não tomar o café da manhã e ficar a manhã toda sem comer também atrapalha o funcionamento intestinal.
* **É proibido proibir:** de acordo com Glauce, nenhum alimento precisa ser banido do cardápio do constipado, desde que a dieta dele esteja equilibrada. A maçã, por exemplo, costuma ficar esquecida na fruteira dos que sofrem com o intestino preso, mas, se a casca for mantida, não há contraindicação. Há alimentos que tendem a soltar o intestino, como mamão, ameixa e bagaço de laranja, mas também existem aqueles cuja atuação é variável de pessoa para pessoa e isso deve ser levado em consideração.
* **Conheça seus aliados:** para unir forças no combate à constipação, você pode oferecer mingau de aveia (pode acrescentar banana), pipoca ou milho cozido. Esses alimentos têm bastante fibra e costumam ser bem aceitos pelas crianças.

Existem outras estratégias de suplementação de fibra, como a inserção de alimentos como farelo de trigo, chia e linhaça, além dos módulos de fibra industrializados para regularizar o trânsito intestinal. Mas o ideal é buscar orientação do seu pediatra ou nutricionista antes de aderir a esses ingredientes. Combinado?

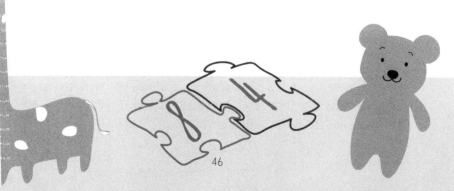

A seguir, Glauce sugere como mensurar as porções dos alimentos a serem oferecidos, mas lembra que se trata apenas de um norte, já que o apetite varia conforme a criança. A especialista reitera ainda que esse esquema é direcionado para crianças saudáveis, que foram amamentadas e que não tenham doenças. "Se a criança tiver algum problema de desenvolvimento, a introdução pode ser diferente."

* 2 colheres (de sopa) de carboidrato.
* 1 colher (de sopa) de leguminosa.
* 2 colheres (de sopa) de carne.
* 1 colher (de sopa) de legume.
* 1 colher (de sopa) de verdura.
* Metade de uma pêra, maçã ou banana já é considerada uma porção. Procure variar a fruta.

Veja alguns exemplos dos grupos alimentares

Proteínas	Carboidratos	Leguminosas	Legumes	Verduras
Carnes	Pães	Feijões	Cenoura	Alface
Queijos	Batata	Lentilha	Beterraba	Escarola
Leite	Macarrão	Ervilha	Chuchu	Couve
Iogurte	Biscoitos	Vagem	Abobrinha	Espinafre

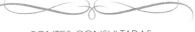

FONTES CONSULTADAS

Glauce Hiromi Yonamine é nutricionista do ICr. Mestre em Ciências, pelo Departamento de Pediatria da FMUSP e é especialista em Saúde, Nutrição e Alimentação Infantil pela Unifesp.

Yu Kar Ling Koda é especialista em Gastroenterologia pela Associação Médica Brasileira, Sociedade Brasileira de Pediatria e Federação Brasileira de Gastroenterologia. É Mestre em Pediatria e Doutora em Medicina pela Universidade de São Paulo e Chefe da Unidade de Gastroenterologia do ICr.

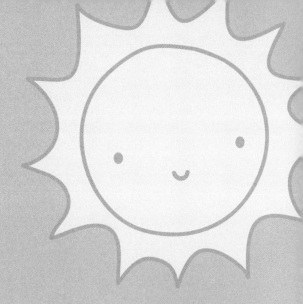

SEÇÃO 3
PROTEÇÃO NA MEDIDA CERTA

Vacinas e outros cuidados com a criança

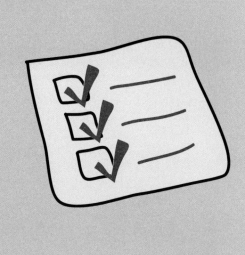

15

TODOS COM A CARTEIRINHA EM DIA?

A varíola já foi erradicada; a poliomielite e o
sarampo estão cada vez mais distantes da nossa
realidade. Ainda assim, não podemos baixar a
guarda! Veja por que é importante continuar
protegendo as crianças

Na década de 1970, o Brasil conviveu com a alta incidência de poliomielite (ou paralisia infantil), doença infectocontagiosa viral aguda, transmissível pelo contato com objetos, alimentos ou água contaminada com fezes, que pode ou não causar paralisia. Felizmente, o último caso da doença, que se configurou como o grande mal da época, foi registrado no Brasil em 1989. Essa conquista se deu de forma mais acentuada a partir do início da década de 1980, quando foram implantados os dias nacionais de vacinação, abrangendo a grande massa. Assim, diante da aceitação pública nas campanhas, o Zé Gotinha foi adotado como símbolo do programa de imunizações e impulsionou o sucesso das campanhas que, desde então, têm sido essenciais para manter a doença bem longe das Américas. "Mas, como o vírus da pólio ainda circula no Afeganistão, no Paquistão e na Nigéria, corremos o risco de contrair casos importados, assim como ocorre com o sarampo, que também está presente em pontos da África, Ásia e Europa. Então, não podemos baixar a guarda! Temos que manter nossas campanhas a todo o vapor", alerta o doutor Gabriel Oselka, professor aposentado do Departamento de Pediatria da Faculdade de Medicina da Universidade de São Paulo.

"Ao lado do saneamento básico, a vacinação é a ação de saúde pública com maior impacto positivo na mortalidade infantil. A boa saúde e qualidade de vida estão diretamente ligadas a esses dois fatores", ressalta o doutor Marcelo Vallada, pediatra do Instituto da Criança do HCFMUSP.

MAIS LONGEVIDADE PARA TODOS

De acordo com o Instituto Brasileiro de Geografia e Estatística (IBGE), em dez anos, a mortalidade infantil caiu 47% no Brasil. Por outro lado, em curva ascendente, está a expectativa de vida, atualmente de 72 anos.

Tabela 1. Esperança de vida no Brasil em 1980 e 2010 (fonte: IBGE).

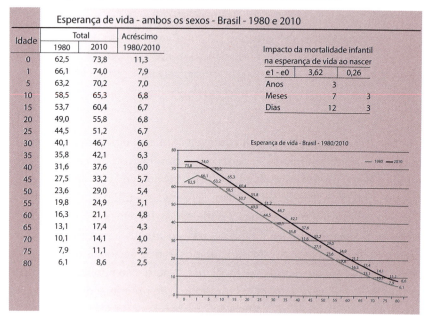

Idade	Total 1980	Total 2010	Acréscimo 1980/2010
0	62,5	73,8	11,3
1	66,1	74,0	7,9
5	63,2	70,2	7,0
10	58,5	65,3	6,8
15	53,7	60,4	6,7
20	49,0	55,8	6,8
25	44,5	51,2	6,7
30	40,1	46,7	6,6
35	35,8	42,1	6,3
40	31,6	37,6	6,0
45	27,5	33,2	5,7
50	23,6	29,0	5,4
55	19,8	24,9	5,1
60	16,3	21,1	4,8
65	13,1	17,4	4,3
70	10,1	14,1	4,0
75	7,9	11,1	3,2
80	6,1	8,6	2,5

Impacto da mortalidade infantil na esperança de vida ao nascer

e1 - e0	3,62	0,26
Anos	3	
Meses	7	3
Dias	12	3

O rigor com a imunização certamente é um dos fatores que colaboraram para esses índices. "O brasileiro gosta de tomar vacina. A cobertura vacinal no Brasil e o comprometimento dos pais são exemplares. No primeiro ano de vida, mais de 95% das crianças tomam todas as doses, e a maioria o faz nos tempos corretos. No caso dos mais velhos, esse índice cai um pouco, mas ainda assim é satisfatório", afirma o doutor Marcelo.

Por conta disso, a lista de doenças erradicadas ou de raras incidências no país só aumenta. A varíola foi erradicada, há mais de dez anos não são registradas mortes por sarampo, quase não há incidência de tétano neonatal e mortalidade por coqueluche e difteria também são bastante raras. De acordo com o doutor Gabriel, a expectativa é que a próxima a ser erradicada seja a poliomielite.

"Também observamos uma queda consistente no número de casos de hepatite B. A vacina entrou na rotina brasileira há mais de 15 anos e as nossas crianças estão imunes. Quem está mais suscetível a contrair hepatite B hoje é o adulto que não está imunizado", complementa o doutor Marcelo.

Atualmente, a expectativa dos médicos é que haja uma queda considerável de internação e consultas em razão de diarreia com a vacina contra o rotavírus, já presente no Programa Nacional de Imunização (PNI) desde 2006. "Já observamos uma diminuição considerável no número de pacientes não apenas com diarreia, mas também vítimas de desidratação", comenta o doutor Marcelo.

A IMUNIZAÇÃO REGULAR DIMINUI A FREQUÊNCIA DE:

* Consultas médicas.
* Internações por diarreia ou meningite.
* Gastos com medicamentos.
* Ausência dos pais no trabalho por conta dos tratamentos dos filhos.

A vacinação traz benefícios indiretos até para aqueles que não são vacinados, pois, com a maioria imunizada, cria-se o que se chama de imunidade coletiva, já que, aos poucos, os agentes infecciosos deixam de circular.

CALENDÁRIO VACINAL: DIFERENÇAS ENTRE AS REDES PÚBLICA E PRIVADA

Em 2013, o PNI, coordenado pelo Ministério da Saúde e executado pelas Secretarias Municipais e Estaduais, completou 40 anos. "Trata-se de um dos programas públicos mais bem-sucedidos, primeiro por disponibilizar o maior número possível de vacinas seguras e eficazes que existem no mundo, por meio de mecanismos de conservação e administração, igualmente seguros. Além de atingir a população-alvo em percentuais muito elevados em campanhas sistematicamente satisfatórias, a capacitação dos profissionais envolvidos no Programa é excelente", afirma o doutor Gabriel.

A grande maioria das vacinas oferecidas pelo programa é igual às das clínicas privadas, mas, para algumas delas, há restrição de faixa etária ou diferença no número de doses. Por exemplo: na rede pública, a vacina contra a gripe é aplicada em crianças de até cinco anos, que não estejam expostas a nenhum fator de risco. "Porém, quando se trata de vítimas de doenças imunológicas ou respiratórias graves, também é possível imunizar outras idades na rede pública. Mas, se o paciente for sadio e estiver fora dessa faixa etária, terá de recorrer às clínicas", complementa o doutor Marcelo.

Há alguns anos, havia seis ou sete vacinas que já estavam disponíveis na rede privada, mas não na pública. Mas, recentemente, essa realidade mudou: a vacina contra varicela (catapora) já está disponível no Sistema Único de Saúde (inicialmente com uma dose), bem como a vacina contra a hepatite A (também com uma dose) e, mais recentemente, contra o HPV. Com isso, a fila de doenças a serem prevenidas praticamente acabou. "A introdução de novas vacinas teve uma velocidade muito maior do que esperávamos, o que tornou as diferenças entre os calendários público e privado muito pequenas em termos de impacto na saúde pública. Então, quem recorre somente ao PNI está muito bem servido", garante o doutor Gabriel.

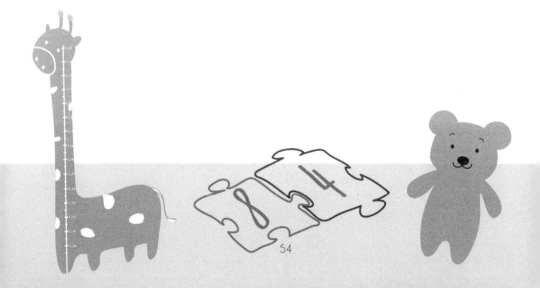

Já o doutor Marcelo prefere recomendar que os pais sigam os calendários da Sociedade Brasileira de Pediatria (SBP) e da Sociedade Brasileira de Imunizações (SBIM) para uma proteção completa, pois ambos preveem a dupla imunização em alguns casos.

Entretanto, o doutor Gabriel defende que a segunda dose apenas diminua o risco, que, segundo ele, já é pequeno, de falha vacinal. "Ainda assim, aquele que não tiver acesso à segunda dose e contrair catapora terá uma versão atenuada da doença. Mas basta uma vacina para reduzir drasticamente o índice de internações e até de mortes por catapora. Com apenas uma dose, consegue-se diminuir também a circulação do vírus, então também constatamos uma diminuição coletiva do contato com a varicela", contrapõe o doutor Gabriel.

FONTES CONSULTADAS

Gabriel Wolf Oselka é professor associado aposentado do Departamento de Pediatria da Faculdade de Medicina da Universidade de São Paulo (FMUSP).
Marcelo Genofre Vallada é pediatra do ICr.

16

CUIDADOS COM A SAÚDE BUCAL DO BEBÊ

Como minimizar a irritação causada pela erupção do primeiro dente? Até quando pode-se manter a chupeta? Confira as orientações do especialista sobre dúvidas em relação à boca e aos dentes do seu bebê

Por volta dos seis meses a irritabilidade, o choro e até a baba excessiva podem indicar a chegada do primeiro dentinho. O aumento da gengiva, que precede o nascimento do dente, costuma causar desconforto e o bebê passa a morder todo tipo de objeto, o que é normal. "Para amenizar o incômodo, primeiro ofereça mordedores de silicone próprios para esse fim. Se a irritabilidade persistir, aplique sobre o local uma pequena quantidade de pomada anestésica, à base de lidocaína e polidocanol, duas vezes ao dia", recomenda o doutor Marcelo Fava, odontopediatra e Diretor Técnico do Departamento de Odontologia do Instituto da Criança.

Os primeiros dentes que erupcionam são os incisivos inferiores e, embora não seja comum, se os pais notarem que a criança está em estado febril sem que o quadro esteja associado a alguma enfermidade, vale administrar analgésicos como paracetamol. "Em geral, indicamos uma gota por quilograma, mas é importante verificar a dose correta com o pediatra ou dentista", afirma doutor Marcelo.

É importante lembrar que a higienização da boca é necessária desde os primeiros meses de vida, antes mesmo da erupção dos primeiros dentes. Nessa fase, deve-se utilizar uma gaze limpa, embebida em soro fisiológico ou água filtrada, para limpar gengiva, língua, céu da boca e bochechas do bebê. Esse procedimento deve ser realizado após cada mamada. Na presença dos dentes, o cuidado deve ser redobrado. Existem escovas e cremes dentais apropriados para uso infantil.

BENEFÍCIOS DO ALEITAMENTO MATERNO
PARA O DESENVOLVIMENTO BUCOFACIAL

Que a amamentação fornece todos os nutrientes necessários para o seu bebê, que pode ser exclusiva até os seis meses e que o ato fortalece o vínculo entre mãe e filho você já sabe, certo? Mas, à medida que o bebê apreende o seio, ele está trabalhando as funções de sucção, deglutição e respiração e, assim, o aleitamento contribui também para o desenvolvimento dos músculos orofaciais, ou seja, da boca e da face.

No entanto, ao introduzir a mamadeira, o ideal é optar sempre por modelos com bicos ortodônticos. "O mesmo indico para a chupeta, pois os bicos comuns tendem a abrir a mordida da criança com o passar do tempo, fazendo com que os dentes de cima e os de baixo não se encontrem naturalmente quando a boca se fecha", explica doutor Marcelo.

O especialista reforça ainda que o ideal é que a criança faça uso de chupetas e mamadeiras somente até os dois anos, no máximo. Isso porque a alteração de posicionamento dos dentes de leite pode ser transferida para a próxima dentição, já que os primeiros dentes a nascer são guias de erupção para os dentes permanentes. "Além disso, estudos mostram que, se a criança abandonar o hábito do uso de chupetas e mamadeiras até os dois anos de idade, há uma tendência de autocorreção da mordida aberta, pois ela ainda não está consolidada."

FONTE CONSULTADA

Marcelo Fava é Diretor Técnico de Odontologia do ICr e professor adjunto de Odontopediatria na Universidade Estadual Paulista "Júlio de Mesquita Filho" (Unesp).

17

CHECK-LIST DA COLETA PARA EXAMES

Seu filho precisa colher sangue ou urina?
Pois não saia de casa sem conferir
as orientações da nossa especialista

Alguns podem ser lindos, com muitos brinquedos e cores por toda a parte. Está certo que, ao entrar em um laboratório para colher exames, recursos lúdicos podem até distrair e relaxar as crianças, mas atenção, mamães e papais! A bela aparência não deve ser o único ponto de avaliação de vocês. A excelência de um laboratório pediátrico vai além de uma sala colorida. A equipe de profissionais deve estar preparada para lidar com as particularidades da criança. Como a veia dos pequenos é mais fina, por exemplo, o método e as posições de coleta são diferentes. Para contê-los mais facilmente, é possível realizar o procedimento com eles deitados. De qualquer forma, levar os filhos pequenos para um centro de diagnóstico não é tarefa das mais fáceis. De um lado, a criança está inquieta, sem saber muito bem o que irá acontecer. Do outro, a mãe, em geral, também transmite certa ansiedade e medo. Nessa hora, é preciso redobrar o cuidado para não perder o foco e atentar para certas condutas e recomendações que devem ser mantidas. Por isso, seguem algumas dicas importantes:

* Nunca minta para seu filho dizendo que não vai doer. A partir dos três anos, em geral, a criança já tem certo entendimento sobre as situações, então você pode dizer que será rápido e como uma picada de mosquito, por exemplo, sem enganá-la.

* Evite transmitir seu medo para o paciente. Se você chegar à conclusão de que sua ansiedade vai atrapalhar o processo, é melhor que outro adulto conhecido da criança a acompanhe na sala de coleta, para que ela não fique apavorada.
* Os profissionais que coletarão os exames devem estar de jaleco, lavar as mãos antes do procedimento e calçar luvas.
* As seringas e agulhas devem ser abertas na sua frente para caracterizar o uso de material descartável.
* Certifique-se de que as embalagens para descarte de materiais perfurocortantes estão longe do alcance das crianças. Se você tiver mais de um filho, não leve a turma toda para a sala de coleta. Enquanto seus olhos estiverem focados no pequeno que será examinado, a outra criança pode escapar dos seus cuidados e arriscar a saúde colocando as mãos na embalagem de materiais perfurocortantes, por exemplo. Por isso, nessas condições, o ideal é ir ao laboratório acompanhada de outro adulto que possa lhe ajudar.

E OS PREPARATIVOS?

Ao receber um pedido médico de exame para o seu filho, é muito importante esclarecer as razões que levaram o especialista a solicitá-lo. Também é fundamental que o pediatra detalhe quais são os preparos necessários para, na medida do possível, repassar essas informações à criança para que ela entenda e consinta realizá-lo.

No dia anterior ao da coleta, ainda é usual que as famílias mudem a dieta habitual para alimentos mais leves e que, caso a criança seja sedentária, adotem a prática de exercícios físicos semanas antes, na esperança de melhorar os índices. Na verdade, tal atitude não é recomendada. Você deve manter o cardápio de rotina para que a análise laboratorial reflita o que realmente está acontecendo com o organismo do seu filho. Porém, se ele costuma praticar exercício ou fuma (no caso de adolescentes), é interessante evitar essas práticas no dia do exame, pois podem gerar alterações nos resultados.

Ao contrário do que muitos pensam, o consumo de água antes da coleta está liberado. A água não compromete o jejum, entretanto, se tomada em excesso pode alterar o exame de urina.

Sobre o jejum, a especialista relaciona alguns procedimentos e o tempo de resguardo necessário, citados a seguir. Mas é importante retomar a questão com seu médico diante de cada solicitação, pois cada exame requer um preparo diferente.

Exame	Idade	Preparo	Observações
Fezes simples	Todas as idades	Não é necessário	Você pode colher qualquer amostra. Mas se seu filho estiver com diarreia, o recomendado é colher as fezes no laboratório, para que a análise seja realizada mais rapidamente quando for solicitada pesquisa de trofozoíta
Todos os de sangue	Lactente	3 horas de jejum entre as mamadas	Lactentes são crianças cuja alimentação é fundamentada em leite. Por definição da Organização Mundial da Saúde, são crianças de até dois anos de idade
Glicemia e triglicerídeos	2 a 5 anos	6 horas de jejum	É o jejum da noite
Glicemia e triglicerídeos	Acima de 5 anos	12 a 14 horas de jejum	Período igual ao recomendado para os adultos
Urina simples	Todas as idades	2 horas sem urinar muito	Não colha a primeira urina da manhã para esta análise, pois pode estar concentrada e pode refletir o jantar do dia anterior. Caso o jantar seja o habitual, a primeira urina da manhã é a mais indicada. As mocinhas devem evitar coletar durante a menstruação
Urina de 24 horas	Todas as idades		Despreze a primeira urina da manhã e, a partir de então, toda e qualquer amostra deve ser depositada no frasco, até completar 24 horas em que a primeira urina foi desprezada. Não desconsidere nenhuma urina, pois o laboratório e o pediatra irão considerar também o volume urinário no momento da avaliação do material
Urocultura	Todas	2 horas sem urinar	Desprezar o primeiro jato e coletar o volume restante em criança com controle esfincteriano. Para os pequenos sem controle esfincteriano, deve-se obter urina por sondagem vesical, saco coletor ou punção suprapúbica

MAS COMO FAZER PARA COLHER O XIXI DO SEU BEBÊ?

Há quatro procedimentos para coletas quando a criança ainda não tem controle sobre a urina, ou seja, não pede para fazer xixi:

- **Por saco coletor:** após higienizar bem a região pubiana, o profissional de saúde acopla um saco coletor que fica preso bem no genital da criança. Ele deve ser trocado e a limpeza do local deve ser refeita a cada hora, com sua recolocação. Trata-se do método mais usual atualmente.
- **Por sonda:** quando há suspeita de infecção urinária, é possível introduzir uma sonda na bexiga e retirar a urina. Esse procedimento é pouco usado, pois é invasivo e há o risco de repassar infecção por meio de uma má esterilização ou se o profissional esbarrar em algo contaminado durante a passagem da sonda.
- **Por punção suprapúbica:** após uma boa assepsia da região baixa do abdome, uma agulha é introduzida perpendicularmente à pele. Trata-se também de um método invasivo e pouco utilizado por conta do risco de hematomas, sangramento e infecção.
- **Urina de jato médio:** se o paciente for um bebê que se movimenta pouco (em geral, até os dois meses) e quando o laboratório oferece a devida estrutura, a mãe pode acomodá-lo em uma maca ou no fraldário, por exemplo, e, após higienizar bem a região pubiana, aguardar a micção, com a criança sem fralda. No momento em que o bebê começa a urinar, posiciona-se o frasco coletor no genital e "apara-se" a urina. Para crianças com controle esfincteriano (em geral por volta dos três anos de idade) e também os adultos, esta é a melhor forma de coletar o exame de urina.

FONTE CONSULTADA

Natasha Slherassarenko é professora da Faculdade de Medicina do Mato Grosso (UFMT), doutora em Pediatria pela Faculdade de Medicina da Universidade de São Paulo (FMUSP).

18

O PODER DA VITAMINA D

Estudos apontam para deficiência importante do componente em diversas faixas etárias. Por isso, a suplementação é essencial desde o nascimento até os dois anos

Ela é popularmente conhecida como vitamina do sol e não é à toa. Isso porque os raios solares fornecem naturalmente a vitamina D, que, atrelada ao cálcio, auxilia no fortalecimento dos ossos, atua na prevenção de doenças crônicas e favorece a imunidade do organismo. "O hormônio D, como também é chamada, tem várias ações no organismo, por exemplo sua participação nas reações do metabolismo para formar os hormônios e as células imunológicas", explica doutor Ary Lopes Cardoso, pediatra responsável pela Unidade de Nutrologia do ICr.

O fato é que, infelizmente, a rotina moderna das famílias não favorece a obtenção natural da vitamina, uma vez que, por questão de hábito ou até por razões de segurança, as crianças brincam muito mais dentro de casa e os pais que vivem nas grandes metrópoles permanecem a maior parte do tempo fechados em escritórios. Por conta dessa realidade, os exames laboratoriais têm acusado deficiência importante nos índices de vitamina D em todas as faixas etárias.

"Uma exposição ao sol de 10 a 15 minutos diários, logicamente sem estar atrás de vidro ou outra barreira, é suficiente para que a síntese de vitamina D aconteça. Dessa forma, as necessidades diárias das crianças pequenas podem ser atingidas. Isso deve ser feito, com bom senso, desde o primeiro mês de vida", recomenda o especialista. No entanto, como em algumas regiões brasileiras o astro rei não brilha todos os dias, a suplementação de vitamina D se faz necessária diariamente desde o nascimento do bebê até, no mínimo, dois anos de idade.

Negligenciar a recomendação pode acarretar problemas como fraqueza muscular e ossos frágeis, desnutrição e raquitismo. "Além disso, a criança também pode apresentar déficits de crescimento e estar mais suscetível a infecções e alterações imunológicas", complementa o doutor Ary.

Antes mesmo de o bebê nascer, no entanto, a mãe já deve se preocupar em conferir se os próprios índices estão em ordem, pois durante a amamentação seus nutrientes serão transmitidos ao filho. Portanto, se ela estiver deficiente, o leite também não terá vitamina D suficiente para o bebê.

OUTRAS FONTES

Alimentos ricos em vitamina D podem ajudar na sintetização do componente, mas é importante lembrar que, dificilmente, os adultos modernos têm tempo e disposição para se dedicar à preparação do cardápio ideal, que inclui peixes de água fria, como salmão, atum, sardinha e frutos do mar.

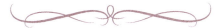

FONTE CONSULTADA

Ary Lopes Cardoso é pediatra, mestre e doutor em Medicina pelo Departamento de Pediatria da Faculdade de Medicina da Universidade de São Paulo (FMUSP). É também responsável pela Unidade de Nutrologia e coordenador da Enfermaria de Especialidades do ICr.

19

ABAIXO À SUPERPROTEÇÃO ANTIBACTÉRIAS

Para o banho da criança ou a higienização de
ambientes, use apenas água e sabonete comum.
Produtos antibacterianos devem ser administrados
apenas com orientação médica

Brincar na areia, rolar pelo chão, correr descalço. Tudo isso tem cara de infância e parece que é mais gostoso de fazer quando criança, né? Mas, depois, quando o filho chega ofegante, suado e com indícios que denunciam a brincadeira, alguns pais recorrem a produtos antibacterianos como quem reúne esforços para a higiene da criança.

Mas, ao contrário do que muitos podem pensar, quando se trata de indivíduos saudáveis, os bactericidas em geral, incluindo os de limpeza doméstica ou desinfetantes antissépticos, não trazem benefício algum.

Isso porque em todos os ambientes existe a flora ambiental, composta por bactérias que não causam doenças. Pelo contrário, elas exercem um papel fundamental no estímulo à imunidade. O contato com essas bactérias que não transmitem doenças vai ajudando o sistema imunológico a se desenvolver, principalmente nos primeiros 3 anos de vida.

Nesse sentido, água e sabão são suficientes para higienizar qualquer ambiente doméstico. Há até uma contraindicação mais rigorosa, um risco em potencial: ao utilizar produtos antibacterianos, você elimina as bactérias que compõem essa flora ambiental, pois são mais fáceis de serem afetadas por esses produtos. Assim, você propicia espaço ecológico para bactérias mais agressivas se desenvolverem e se instalarem no local.

Mesmo as famílias com animais de estimação devem recorrer a produtos convencionais. Apenas é indicado redobrar o cuidado com a limpeza e realizá-la com mais frequência para evitar acúmulos de dejetos animais e, consequentemente, o contato das crianças com essas substâncias nocivas.

BRINCADEIRA DE CRIANÇA

Pais superprotetores tendem a privar seus filhos do contato com o chão, com receio de que alguma sujeira vá parar na boca do bebê. E eles colocam tudo na boca mesmo! Mas se o ambiente doméstico for comum, sem fezes nem urina de animais, eles terão contato com uma flora bacteriana que não é patogênica. O risco potencial de contaminação existe apenas diante de ambientes que possam estar contaminados com excreções humanas ou de animais.

Se a chupeta cair na calçada, pode ter contato com excreções, inclusive de esgoto, então deve ser lavada. Mas, na sala de casa, no quarto da criança, haverá apenas a poeira normal de todo dia. E a maior parte das bactérias e fungos contidos nela, quando caírem no estômago, será inativada pelo ácido que o órgão contém.

Então, brincadeiras na grama, na areia ou no chão de casa estão mais do que liberadas. Elas favorecem não apenas o desenvolvimento social, mas também do sistema de defesas do organismo.

HORA DO BANHO

Ao dar banho na criança, o que se pretende é remover as sujeiras visíveis e uma camada bem superficial de bactérias, a chamada flora transitória, que são bactérias fracamente aderidas à pele, facilmente removíveis com qualquer sabonete.

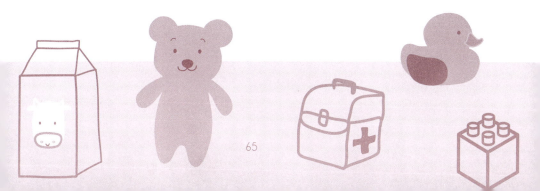

A pele do ser humano possui uma flora chamada residente, cujas bactérias fazem parte do nosso estrato cutâneo. Elas moram na nossa pele e não causam doenças. Ao contrário, ajudam a manter o pH da pele, a degradar gordura e preservar sua saúde. Ao usar produtos antibacterianos ou exagerar na limpeza, esfregando com a bucha, a flora residente pode ser removida, o que não é indicado. Então, o exagero na tentativa de higienizar pode machucar a pele e abrir portas de entrada para infecção. Por outro lado, ao remover a flora residente, o indivíduo propicia que outras bactérias ocupem esse espaço. Da mesma forma que ocorre no ambiente, pode ocorrer na pele.

Por esses motivos, há quem se refira à sujeira com que a criança entra em contato como "vitamina S, de sujeira". Nesse sentido, a máxima "sujar-se faz bem" também é verdadeira, pois a "vitamina S" ajuda a criança a desenvolver as defesas do organismo. Como são bactérias que não fazem parte da nossa flora, o organismo as interpreta como invasão, mas de pouco potencial para causar doenças, pois são pouco agressivas. Mas o nosso organismo não sabe disso num primeiro momento e, para se defender, inicia a produção de anticorpos.

Então, se os pais privam muito seus filhos do contato com bactérias externas, o organismo não tem a oportunidade de reagir a elas e não começa a formar uma barreira imunológica. Crianças que são submetidas a uma condição mais liberal, ao atingirem os três anos de idade, tendem a contrair menos doenças, pois terão o sistema imunológico mais fortalecido.

FONTE CONSULTADA

Alfio Rossi Junior é mestre em Medicina (Pediatria) pela Universidade de São Paulo e chefe da Comissão de Controle de Infecção Hospitalar (CCIH) do ICr.

OS MELHORES AMIGOS DA CRIANÇADA

*Os animais de estimação e seu filho têm
tudo para formar uma bela dupla. É preciso
apenas tomar alguns cuidados com a saúde
e a higiene de seu mascote*

Eles são a alegria da casa e há quem os considere parte da família. Fiéis companheiros para adultos e também para as crianças, os animais de estimação podem contribuir e muito para o desenvolvimento social e emocional do seu filho. É preciso apenas garantir alguns cuidados, principalmente no que se refere ao convívio com os bebês. Primeiro, é necessário cuidar muito bem do animal, o que significa manter as vacinas em dia, levá-lo ao veterinário periodicamente e administrar vermífugos ao menos uma vez ao ano.

Quando o *pet* estiver doente, o ideal é mantê-lo longe das crianças. Além disso, é importante cuidar bem da alimentação. Se o bichinho comer algo estragado e tiver diarreia, pode transmitir a doença. Por isso, opte por uma ração de boa qualidade ou atente ao preparo de suas refeições.

Para os bebês e pequenos de até dois anos, a recomendação é evitar posicioná-los à mesma altura e deixá-los juntos sempre sob supervisão de um adulto. Isso porque a criança pequena não tem discernimento sobre força nem o que é, de fato, brincadeira. Se, por acaso, o bebê apertar, morder ou colocar o dedo no olho do animal, ele tende a reagir para se defender e acaba machucando.

Mas, depois de tomar as devidas providências, essa amizade pode reverter inúmeros benefícios. Com cerca de oito anos, além de seu pequeno ganhar um fiel companheiro, poderá desenvolver noções de limites e responsabilidades, já que a partir de então ele terá alguém para cuidar, alimentar, trocar a água e até limpar a sujeira.

Juntos eles vão correr, pular, jogar e pegar bolinhas, entre outras aventuras. Esse exercício físico natural diário pode ser mais proveitoso e dinâmico do que as brincadeiras com o videogame ou os programas de TV.

À medida que o animal for envelhecendo, os pais podem preparar e conscientizar as crianças de que um dia ele não estará mais entre elas. Trabalhar a perda com o mascote se torna mais fácil do que com um ente querido.

Para crianças e mascotes conviverem em harmonia:

* Evite o contato com animais doentes (com diarreia ou lesões de pele).
* Antes de adotar um animal de rua, leve-o ao veterinário.
* Evite contato com fezes de animais, recipientes sujos de fezes ou saliva.
* Recolha rapidamente as fezes.
* Limpe as caixas de areia.
* Sempre use luvas para limpar aquários.
* Evite contato com répteis como lagartos, iguanas ou tartarugas, por conta do elevado risco de exposição à salmonela.
* Procure lavar as mãos após brincar e acariciar seu animal, principalmente antes das refeições.

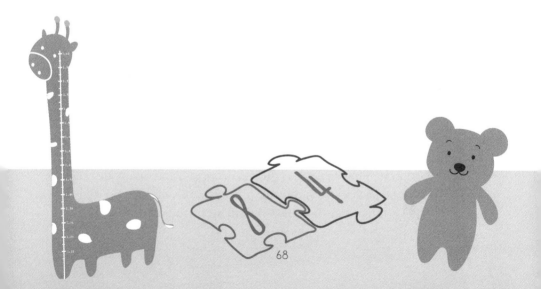

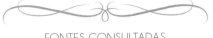

FONTES CONSULTADAS

Filumena Maria da Silva Gomes é pediatra, doutora em Medicina pelo Departamento de Pediatria da FMUSP e médica assistente do Departamento de Pediatria da FMUSP.

Pedro Takanori é pediatra e Diretor Clínico do ICr.

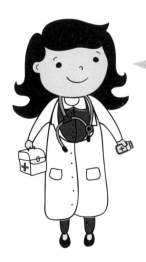

Certifique-se de que as vacinas, os vermífugos e as consultas do *pet* estão em dia! Bem cuidado, o bicho de estimação poderá ser parceiro do desenvolvimento de seu filho, ensinando-o limites, responsabilidades e até a lidar com a perda.

21

BRINCAR PARA APRENDER

Qual o papel dos brinquedos
no desenvolvimento infantil?

Por *Aide Mitie Kudo**

Para os adultos, brincar representa descontração, diversão, lazer e entretenimento. Mas para as crianças, o significado do brincar é diferente: constitui um dos aspectos mais importantes na fase infantil. É por meio do brincar que a criança inicia seu processo de autoconhecimento, toma contato com a realidade externa e, a partir de relações vinculares, passa a interagir com o mundo.

O brinquedo torna-se o instrumento de exploração e desenvolvimento da capacidade motora e cognitiva da criança. Brincando, ela tem a oportunidade de exercitar suas funções motoras e cognitivas, experimentar desafios, investigar e conhecer o mundo ao seu redor de maneira natural e espontânea.

A criança utiliza sua imaginação e fantasia para duvidar de tudo que é aparente. Por meio do brincar ela nega os significados óbvios e predeterminados pelo adulto, construindo um mundo próprio onde uma folha de papel serve não somente para escrever ou desenhar, como também para se transformar em um avião, um barco ou em qualquer coisa que sua imaginação quiser.

A elaboração dos vínculos que a criança estabelece, inicialmente com a figura materna, passa a abranger gradativamente novas relações. O outro passa a fazer parte de seu mundo, forma-se o grupo no qual seus componentes interagem por meio de regras, limites e respeito. A criança brinca com outras crianças, facilitando o desenvolvimento dessas relações e iniciando assim o processo de socialização.

Cabe ao adulto valorizar e promover o brincar das crianças, garantindo tempo e espaço adequados para que a brincadeira aconteça, além de providenciar materiais ou brinquedos que facilitem o ato de brincar. O momento e o espaço do brincar devem ser respeitados e reconhecidos como fundamentais para o desenvolvimento da criança.

É BRINCANDO QUE A CRIANÇA...

* Inicia seu processo de autoconhecimento.
* Entra em contato com a realidade externa e interage com o mundo.
* Desenvolve as capacidades motora e cognitiva.
* Estimula a imaginação e a fantasia, tão necessárias para o universo infantil.

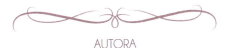

AUTORA

Aide Mitie Kudo é graduada em Terapia Ocupacional pela Faculdade de Medicina da Universidade de São Paulo (FMUSP) e pós-graduada em Administração em Serviços de Saúde e Administração Hospitalar pela Faculdade de Saúde Pública da Universidade de São Paulo. É coordenadora do Serviço de Terapia Ocupacional do ICr.

FIM DA LINHA PARA AS FRALDAS

Por volta dos dois anos de idade, em geral, os bebês já estão prontos para usar o penico. Confira as dicas de nossa especialista para conduzir o desfraldar de forma estimulante e sem traumas

Seu pequeno já está andando pela casa e arriscando as primeiras palavras completas. Eis que, por volta dos 24 meses, é hora de começar a pensar em dar outro grande passo: tirar a fralda. É nessa idade que a maioria das crianças começa a adquirir controle da urina durante o dia. As meninas costumam ser mais precoces que os meninos pela própria natureza do desenvolvimento do organismo feminino. Já o controle noturno ocorre por volta dos 36 meses, mas isso é extremamente variável. Porém, até que essa conquista seja alcançada, os pais podem ter de enfrentar muitos episódios de camas e roupas molhadas. Por isso, veja como conduzir a saída das fraldas de maneira sadia e proveitosa.

INTRODUZA HÁBITOS

Quando a criança se deparar com você no banheiro e questioná-la sobre o que está fazendo, apresente esse hábito a ela: "estou fazendo xixi. Quando você for maior, não vai mais precisar da fralda. Vai fazer igual à mamãe e ao papai". O mesmo vale para a evacuação. Dessa forma, ela participa dos hábitos e se espelha em seu entorno, que são seus familiares.

ATENTE PARA OS SINAIS

É evidente que o amadurecimento varia de criança para criança e cabe aos pais respeitar essa individualidade. E é importante atentar para os sinais que seu filho dá, pois é ele quem vai demonstrar que está preparado para sair da fralda. Quando, por exemplo, ele passar a ajudar a se vestir ou a se despir, ou quando fizer perguntas sobre o ato de urinar aos pais, é sinal de que está pronto. Tirar a fralda é uma questão de observar a criança e atestar seu amadurecimento, pois, quando bem desenvolvida, ela mesma quer a independência: vestir-se, comer sozinha etc.

NÃO IMPONHA O DESFRALDAR

Vale frisar que a vontade de tirar a fralda deve partir dos pequenos e não em um momento determinado, como geralmente fazem as escolas, esteja o aluno pronto ou não. Ainda nos colégios, às vezes os alunos têm hora certa para fazer xixi. Dessa forma regrada, a criança "aprende" a fazer xixi sem captar, de fato, a sensação de bexiga cheia. Isso não faz bem, pois vai contra o princípio da individualidade. Cada um tem seu fluxo de desenvolvimento neuropsicomotor. A criança é mais rápida em uma área e, em outra, é mais lenta, mas isso não quer dizer que ela seja anormal. A variação do normal é muito grande na infância.

Nesse sentido, o ideal seria que a escola falasse a mesma língua dos pais na conquista da criança de tirar a fralda, dando a ela a devida autonomia e respeitando os limites individuais.

ENVOLVA SEU FILHO NO PROCESSO

Quando você perceber que seu filho está pronto, convide-o para comprar o penico ou veja se prefere o adaptador de vaso sanitário; é importante que ele faça a escolha. Chegada a hora de testar, instrua-o a avisar quando sentir vontade de fazer xixi. No começo ele vai falar quando já tiver urinado. Tudo bem. Sem repreendê-lo, mostre que a sensação é essa, mas que o ideal é que ele avise um pouco antes para fazer no local adequado. Dessa maneira, ele vai aprendendo que aquela é a sensação que denota que a bexiga está cheia e que vai despertá-lo à noite para urinar.

"CANTE PARA O XIXI"

No início do treinamento, quando a criança for ao banheiro, cante uma música e não iniba seu filho perguntando se já acabou de urinar. Vai acabar na hora que tiver de acabar. A música ajuda a relaxar e a deixar a criança à vontade. Sob pressão, ela tende a trancar o períneo antes de expelir todo o fluxo, e uma das principais causas da predisposição à infecção urinária é justamente essa interrupção.

NÃO CASTIGUE

Não existe o que a criança faz de errado, mas sim o que ela faz corretamente. E isso não só para o xixi na cama, mas na educação toda. Ao nortear a criança por violência e agressão – batendo, xingando, desmerecendo, destruindo –, os pais estarão criando uma pessoa que vai replicar esse comportamento.

COMEMORE AS CONQUISTAS

Faça uma tremenda festa, cumprimente e dê beijos quando a criança conseguir fazer xixi no penico. Saiba que, sob o aspecto neuropsicomotor, é uma vitória para seu filho, um marco do desenvolvimento que foi atingido.

Se o controle diurno for atingido e bem estimulado, a fralda noturna tenderá a não fazer mais parte da rotina naturalmente. Ele vai pedir, vai falar que não quer mais usar. Então, mesmo sabendo que vocês terão de tentar alguns dias, faça um pacto com o seu filho. Demonstre que você está na torcida. Nunca duvide dele. Forre a cama com plástico e encoraje-o caso ele acorde molhado: "Não deu dessa vez, filho. Vamos tentar de novo?".

A mesma coisa vale quando ele ficar na escola sozinho, quando tirar uma boa nota. Dessa forma você não só o estará estimulando, mas mostrando que ele está se desenvolvendo por mérito próprio. Não foi você quem tirou a fralda do seu filho. Ele quem saiu.

A VEZ DA FRALDA NOTURNA

Ao tirar a fralda da noite, não é conveniente que a criança ainda esteja mamando de madrugada ou um pouco antes de dormir. Por isso, é recomendável suspender os líquidos cerca de duas horas antes de a criança ir para a cama. Depois de algum tempo, é natural que a criança acorde com a fralda seca. Esse é um bom indício de que ela mesma já se regulou. Mas, se aos três anos e meio ou quatro, o pequeno ainda acordar com a fralda muito molhada, é bom rever alguns comportamentos.

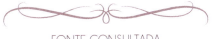

FONTE CONSULTADA

Vera Hermina Kalika Koch é Professora Livre-Docente do Departamento de Pediatria da Faculdade de Medicina da Universidade de São Paulo (FMUSP), Unidade de Nefrologia Pediátrica do ICr. É também presidente da Associação Latino-Americana de Nefrologia Pediátrica.

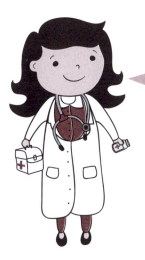

Parte do sucesso do desfralde se deve ao envolvimento de seu pequeno.

Ele deve ser envolvido no processo e tem que querer também.

Convide-o para comprar o penico e estimule hábitos de urinar e evacuar.

O CALOR E AS CRIANÇAS

Ar-condicionado, protetor solar, hidratação. Saiba como lidar com os pequenos durante o alto verão

Qualidade do ar ruim, apagões, racionamento de água e muito desconforto em razão das altas temperaturas do verão. Se para os adultos já é difícil suportar o calor com frequentes baixas de pressão e quadros virais mais incidentes, o que dizer das crianças?

REFORCE A HIDRATAÇÃO

Em relação às viroses ou distúrbios gastrointestinais em geral, os pequenos tendem a apresentar quadros mais sintomáticos, mais prolongados e que, normalmente, geram mais complicações do que no adulto. Por isso, nunca é demais reforçar a importância da hidratação. A criança tem controle de sua sede. De modo geral, quando ela não quer ingerir água é porque não está com sede. O que ocorre é que muitas vezes ou ela não pede porque ainda não fala, ou está brincando e se esquece. Então, a água deve ser oferecida frequentemente, respeitando a vontade e a quantidade que os próprios pequenos solicitam.

REGULE A EXPOSIÇÃO AO SOL

Crianças de até três anos de idade não devem ser expostas ao sol de forma contínua, somente por curto período durante atividades externas: de 10 a 15 minutos diários, no melhor horário, antes das 10h e depois das 16h. Esse período de exposição é favorável para a síntese de vitamina D na pele. Se ela for exposta ao sol fora desses horários ou por um período maior, deve usar protetor solar adequado à faixa etária, além de chapéu/boné e óculos escuros.

Não se esqueça de oferecer água frequentemente, pois a perda de calor ocorre por suor e irradiação. Sem contar que a criança perde mais água que os adultos; dessa forma, recomenda-se oferecer água pelo menos de hora em hora. Procure levá-la em ambientes de sombra e com ventilação adequada. Evite aglomerações. Se for usar o transporte coletivo ou ir ao mercado, dê preferência aos horários de menor público.

PREFIRA ROUPAS FRESQUINHAS

Ao contrário do que muitos pais pensam, os filhos devem usar roupas semelhantes às dos adultos, de preferência confeccionadas com tecido de algodão e claras. "O centro de controle de temperatura da criança é imaturo, portanto ela pode apresentar hipertermia pelo excesso de roupas, além das brotoejas, pois sua pele é mais sensível. Por isso, opte por vesti-las com roupas leves em altas temperaturas, com fralda e camiseta ou *body*", recomenda a dra. Filumena Gomes. Se a temperatura estiver acima de 24°C, mesmo os muito pequenos necessitam de roupas leves. Se estiver muito calor, o recém-nascido só precisa de uma camada de roupas e deve ser protegido se houver ar-condicionado ou correntes de ar.

AR-CONDICIONADO

Às vezes o calor é tanto que o ar-condicionado ajuda a refrescar, mas é importante lembrar que a manutenção deve ser realizada pelo menos a cada seis meses, para evitar que o ar fique poluído e com alérgenos respiratórios. Evite deixar o equipamento em uma temperatura muito baixa.

FONTE CONSULTADA

Filumena Maria da Silva Gomes é pediatra, doutora em Medicina pelo Departamento de Pediatria da FMUSP e médica assistente do Departamento de Pediatria da FMUSP.

24

QUANDO O SEU FILHO NÃO DORME BEM...

Ele reluta em acordar para ir à escola? Passa o dia
irritado e as notas caíram no boletim? Fique atento
à qualidade do sono antes de repreender o seu
pequeno

Se sair da cama logo cedo é tarefa dura para muito marmanjo, o que dirá para as crianças. Mas, se o seu filho demonstra recusa em ir para a escola, dificuldade em acordar pela manhã, irritabilidade, alterações de humor e baixas no rendimento escolar, o comportamento pode ir além da preguiça ou da birra. Antes de chamar a atenção do pequeno avalie se ele, de fato, está dormindo bem.

"O processo de aprendizado tem muitas etapas, mas a motivação é uma das mais importantes. Se a criança estiver cansada e irritada, não irá conseguir se motivar e, então, o mau desempenho se torna consequência direta", afirma a doutora Letícia Soster, coordenadora do laboratório do sono do Instituto da Criança do HCFMUSP.

Ao final do ano passado pesquisadores australianos avaliaram a relação entre transtornos do sono e a recusa em ir para a escola. Para isso, eles entrevistaram os pais de cerca de 1500 crianças de 8 a 11 anos e aplicaram um questionário. Os entrevistados tinham que apontar o quanto percebiam que o filho estava enrolando pra ir à aula ou o quanto tinham perdido o estímulo. Os resultados mais altos eram daqueles que tinham históricos de transtorno do sono (parassonias, como sonambulismo, terror noturno, pesadelo, insônia comportamental da infância, que, no caso das crianças, é a recusa em ir para a cama).

O sono tem função restauradora para que o dia seguinte seja tranquilo e produtivo. Doutora Letícia explica que ao roncar, falar ou ter qualquer outra interferência durante o descanso, o indivíduo poderá ter, a longo prazo, consequência diurna. "Essa pesquisa avaliou as consequências de um sono não restaurador em crianças maiores, ou seja, em idade em que elas devem demonstrar rendimento escolar", complementa a especialista. Ela conta também que 10% dos pais de pequenos de até três anos afirmam em consulta ao pediatra que o filho apresenta algum transtorno do sono.

A mudança de comportamento indicativa de alterações no sono também pode ser decorrente de uma mudança brusca de rotina. O pequeno estudava no período da tarde e passou para a manhã, dormia até mais tarde e passou a fazer esporte ou curso de idioma neste período, por exemplo. Nesse sentido, a sobrecarga de tarefas também pode ser um indicativo alarmante.

Até os aparentemente inocentes jogos eletrônicos, *tablets* e *smartphones*, se usados em horários inadequados, intereferem no sono da criança. Isso porque a luz estimula o cérebro de modo a fazê-lo compreender que aquele é um momento para o alerta, a vigília e não para descanso, provocando o atraso do início do sono se usado à noite.

Em uma época em que muitos pais visam preencher o tempo dos filhos com atividades extracurriculares, cursos de idioma e prática de esporte, vale o alerta para redobrar a atenção e se preocupar, em primeiro lugar, se ele tem uma noite tranquila. "Muitos pais negligenciam os problemas com o sono de seus filhos, quando, na verdade, deveriam respeitar o período de descanso e reparar se há alguma intercorrência, principalmente, no que diz respeito ao desempenho diurno. Diante desse quadro, procure o pediatra ou médico especialista em Medicina do Sono para orientá-los à melhor conduta em prol do bem-estar da criança", conclui doutora Letícia.

FONTE CONSULTADA

Letícia Santoro Azevedo Soster é neuropediatra e neurofisiologista clínica, especialista em medicina do sono e coordenadora do laboratório do sono do Instituto da Criança.

25

MUITO ALÉM DO ESPÍRITO DE NATAL

Brincar de Papai Noel é um ritual seguido
por muitas famílias e envolve adultos e crianças.
Mas o começo e o fim desse jogo devem ser
delimitados pelos próprios pequenos

Por *Pilar Lecussán Gutierrez**

É estranho ouvir um especialista em mentes de crianças e pais falando sobre o Papai Noel? Nem tanto, se pensarmos que hoje em dia precisamos de especialistas para todos os aspectos de nossa vida, por mais corriqueiros que possam parecer: comer, correr, brincar, dormir, divertir-se, arrumar (ou desarrumar) armários, escolher roupas, fazer malas, viajar, festejar, gestar, criar filhos, fazer amigos etc. Não queremos correr riscos, como se houvesse vida sem eles. O resultado mais evidente dessa busca por "especialistas" parece ser uma longa rota de fuga que construímos para escapar de tudo o que nos parece complicado, trabalhoso, doloroso. A procura da satisfação total e imediata e a incômoda sensação de não estar atuando de maneira correta, de não estar usando tudo o que se tem direito, de não estar sendo tão magro e feliz como se deveria parecem ser "resolvidas" pela busca do profissional adequado. Facilmente abrimos mão de nos aproximar do que nos preocupa e aflige por acreditar (e desejar) que exista uma resposta perfeita e rápida em algum lugar que sirva para todos nós. Terceirizar nossa vida é a palavra de ordem. Alguém sabe fazer melhor do que eu – basta procurar o especialista adequado (e pagar) para cada dificuldade e, então, seremos felizes. Não fazemos de maneira diferente com nossas crianças e as questões que elas nos apresentam.

Feito esse reparo, volto ao convite que recebi. Não gostaria de contribuir com mais uma fala de especialista, mas penso em alguns temas que, aqui identificados, podem provocar uma reflexão e, certamente, têm a ver com o tempo que vivi ouvindo (e acompanhando) pais e crianças. O Papai Noel e o Natal, assim como as lendas, os mitos, as histórias infantis, os costumes e as festas, são fenômenos da cultura e devem ser vividos como tal. Embora um tanto desgastado pelo aspecto comercial (que também tem a ver com a cultura), o Papai Noel é um personagem que simboliza aspectos, valores e particularidades de uma sociedade globalizada e atravessada pela palavra de ordem: consumir. Por outro lado, não deixa de ser um ritual. Os rituais dão sentido a acontecimentos humanos importantes e oferecem recursos para seu enfrentamento. Natal, Papai Noel e presentes fazem parte dos rituais dessa época de nosso calendário. Por mais desgastados e distantes de seus significados originais e sem conteúdo que possam parecer, continuam fornecendo referências para uma importante parte de nós, ocidentais (cristãos, não cristãos, ateus etc.). Brincar de Papai Noel é um ritual seguido por muitas famílias e se apresenta como um jogo. Deste jogo participam crianças e adultos que estabelecem suas regras (cada família tem as suas), enquanto ambos estão interessados. O fim desse jogo deve levar em conta os envolvidos, adultos e crianças. Aqui entram algumas considerações que me parecem interessantes. Cada família tem seus costumes e hábitos que provavelmente se inserem em uma história que existe antes de cada membro. E isso também se aplica às suas crianças. E, aqui, surge um aspecto menos reconhecido, mas mais importante de se conhecer: o lugar que a criança ocupa em sua família. Há pequenos considerados "café com leite", "mais ou menos gente" e não importantes (um dia serão adultos). Outros são vistos como seres frágeis, que devem ser "protegidos" de assuntos "complicados" (sobretudo para os adultos), como a morte e o sexo, a vida e suas vicissitudes; alguns são considerados sujeitos em transformação, mas que devem ser respeitados e levados em conta de acordo com suas possibilidades e momento de desenvolvimento. Esta me parece a melhor opção. Quando as crianças são respeitadas e consideradas sujeitos singulares na família, mas dignas de consideração, questões como quando contar ou não "as verdades da vida" são administradas dentro do cotidiano de sua criação. Nesta perspectiva, perguntas como "quando, como e quem vai contar a verdade" são respondidas pela própria criança. Ela pergunta quando quer saber (o que nos dá a medida de prontidão) e escolhe a quem perguntar (dirige suas perguntas a alguém). A maneira de contar deve ser a mais próxima do habitual e a extensão das informações deve estar em sintonia com a sinalizada pela criança. Este roteiro não é específico para o Papai Noel. Na verdade, ele é consequência do que considero mais importante neste tema: o respeito à criança e à disponibilidade dos adultos em ouvir suas demandas e levá-las em conta. Cada família tem seus costumes e rituais, sua maneira de se comunicar com suas crianças. Não há receitas para que "tudo dê certo ou para que fiquemos satisfeitos e não corramos riscos". O que vale é a disponibilidade para fazer o melhor, tentar e avaliar resultados, ajustando o passível de ser ajustado, acertando e errando e, sobretudo, não se mostrando surdo ao que a criança fala ou mentindo para ela. Ninguém conhece mais ou melhor as crianças do que suas próprias famílias. Espero ter provocado algumas dúvidas e interesse em encaminhá-las, não só em relação ao Papai Noel.

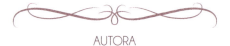

AUTORA

Pilar Lecussán Gutierrez é psiquiatra infantil, membro das comissões de Ética Médica e Bioética do ICr. Trabalha no ICr acompanhando crianças e adolescentes com doenças crônicas e suas famílias.

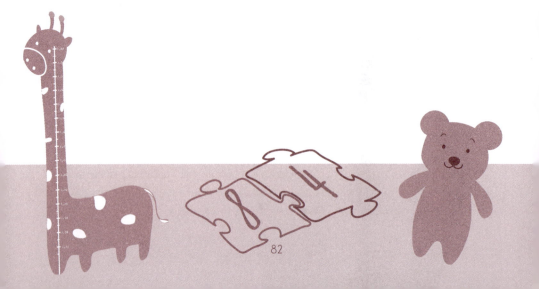

SEÇÃO 4
SERÁ QUE ELE/ELA ESTÁ DOENTE?
Queixas e doenças comuns na infância

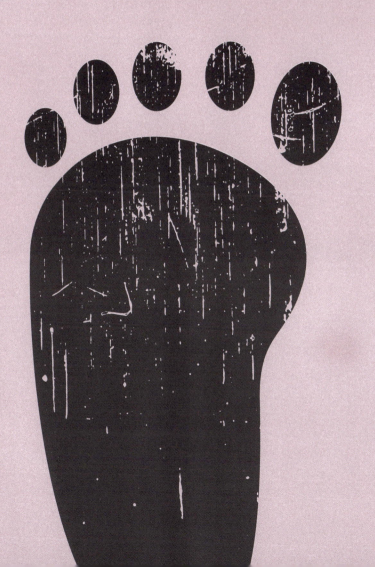

26

TESTE DO PEZINHO (PARTE 1)

*O exame já é conhecido. O que você precisa
saber é por que é tão importante realizá-lo
até o quinto dia de vida*

Uma leve picada no calcanhar, menos de 0,5 mL de sangue e pronto! O material é suficiente para o primeiro e talvez mais importante exame ao qual são submetidos os bebês, ainda recém-nascidos. Desde 2001, além de obrigatório, com a criação do Programa de Triagem Neonatal do Sistema Único de Saúde (SUS), pela Portaria GM/MS n. 822, de 6 de junho de 2001, o teste do pezinho ficou bastante conhecido pelas mamães. Desde 2012 é realizado em mais de 83% das crianças brasileiras. Por meio dele é possível detectar precocemente quase 50 doenças genéticas (no teste do pezinho ampliado, disponível em clínicas privadas) que podem comprometer o desenvolvimento do bebê.

O TESTE DO PEZINHO NA ATUALIDADE

Atualmente, o teste obrigatório pelo SUS garante a detecção de seis doenças para os exames realizados no estado de São Paulo. Elas estão descritas a seguir.

Fenilcetonúria ou PKU

Doença rara e hereditária em que o bebê nasce sem a habilidade de quebrar adequadamente o aminoácido fenilalanina. O acúmulo dessa substância é tóxico, principalmente para o cérebro, podendo causar deficiência intelectual.

Hipotireoidismo congênito

Ocorre quando a produção dos hormônios da tireoide (T3 e T4) é insuficiente. Esses hormônios são importantes no metabolismo geral e no desenvolvimento cerebral dos bebês, principalmente, nos primeiros dois anos de vida.

Hemoglobinopatias (doenças do sangue, sendo a anemia falciforme a principal)

Grupo de doenças de origem genética que apresenta alterações nos glóbulos vermelhos (hemácias) do sangue. As hemácias falciformes têm formato de foice, por esse motivo se rompem mais facilmente, levando a crises de anemia súbita. Isso causa a obstrução de vasos e dificuldade na circulação do sangue, o que provoca crises de dor e comprometimento progressivo de diversos órgãos.

Fibrose cística

Uma doença genética causada por duas mutações no gene *CFTR*, que faz com que a criança produza secreções mais espessas que, consequentemente, causam alterações que envolvem, principalmente, os sistemas respiratório e digestório. Os principais sintomas são dificuldade para ganhar peso, diarreia gordurosa e pneumonia de repetição.

Hiperplasia congênita da suprarrenal

É causada pela deficiência da enzima 21-hidroxilase, que está envolvida na produção de vários hormônios da glândula suprarrenal. Os sintomas estão ligados ao desenvolvimento sexual (por exemplo, uma menina pode ter seu órgão genital externo masculinizado pela ação desses hormônios, como aumento do clitóris), podendo ser letal se não tratada na forma perdedora de sal. Seu diagnóstico precoce é importante para evitar o desenvolvimento anormal dos órgãos genitais, a aceleração da idade óssea, que pode levar à baixa estatura futura, e, em alguns casos, à grave crise de perda de sal que pode levar à morte nas primeiras semanas de vida por desidratação e acidose.

Deficiência da biotinidase

O indivíduo com esta doença tem incapacidade de liberar e aproveitar a biotina dos alimentos. A deficiência desta enzima acarreta um quadro clínico de convulsões, queda importante de cabelos/pelos e dermatite (lesões avermelhadas na pele que descamam). Os sintomas tardios, para os pacientes não tratados, são ataxia (marcha tipo de bêbado e problemas de equilíbrio), hipotonia (bebês mais molinhos, por diminuição do tônus do músculo), atraso no desenvolvimento e surdez.

Embora o teste esteja bastante disseminado entre as famílias brasileiras, algumas situações importantes para o momento ideal da coleta do exame ainda não são consideradas de forma satisfatória em algumas regiões do país. Atentar para o tempo e a nutrição correta são algumas delas.

ENTENDA A IMPORTÂNCIA

A definição do tempo é preciosa no que diz respeito aos resultados. O mais adequado é que o exame seja colhido entre o segundo e o sétimo dia de vida. Nem antes nem depois. Portanto, não saia da maternidade sem ele!

A questão do tempo depende também da nutrição mínima que o bebê precisa obter antes de realizar o teste. Ele precisa estar ingerindo 2 g de proteína por quilograma de peso por dia. Os pediatras calculam essa alimentação todos os dias. Então, se for colhido antes de atingir esse nível, o resultado normal não é muito confiável, pois a criança pode não estar mamando direito e, portanto, não ter sorvido a quantidade de proteína necessária.

Mas, atenção! As pessoas tendem a considerar que o bebê precisa estar mamando, necessariamente, quando, na verdade, ele deve estar alimentado. Isso porque, além da amamentação, há outras maneiras de obter proteína: por meio de fórmulas ou, no caso de recém-nascidos em estado grave, a nutrição parenteral administra a substância por via intravenosa. Este último caso garante, portanto, a realização do exame também nos recém-nascidos prematuros ou em estado grave. O importante não é o leite materno, mas o aporte de proteína.

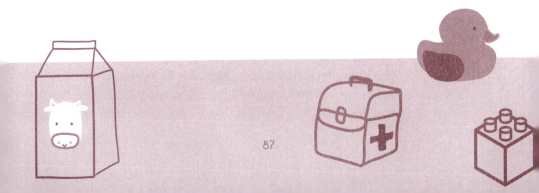

FONTE CONSULTADA

Flávia Piazzon é pediatra e geneticista pela Universidade Federal de São Paulo (Unifesp). É médica colaboradora do Ambulatório de Doenças Neurometabólicas do ICr e doutoranda do Departamento de Patologia da FMUSP. É médica consultora de erros inatos do metabolismo da Associação de Pais e Amigos dos Excepcionais de São Paulo (APAE DE SÃO PAULO). Atualmente, é médica geneticista do Laboratório Mendelics Análise Genômica.

OUTRAS FONTES

Site da APAE DE SÃO PAULO e de Salvador.
Ministério da Saúde. *Manual de Normas Técnicas e Rotinas Operacionais do Programa Nacional de Triagem Neonatal.* 2002.

27

TESTE DO PEZINHO (PARTE 2)

Conheça os riscos de detectar tardiamente as
doenças que o exame aponta

Entre 48 horas até, no máximo, o sétimo dia de vida – essa corrida contra o tempo é valiosa quando se trata do teste do pezinho, exame realizado em recém-nascidos para detectar até 50 doenças genéticas. O objetivo maior é diagnosticar bebês antes que os sintomas apareçam, a fim de promover a prevenção de doenças que podem causar sequelas intelectuais ou complicações biológicas em múltiplos sistemas. Mesmo que o resultado final não seja a cura, certamente haverá uma mudança significativa na qualidade de vida da criança com doença rara.

Embora o exame seja um velho conhecido da maioria das mamães brasileiras, em 2013, houve uma atuação importante da APAE DE SÃO PAULO em coletas tardias, examinando bebês de vinte ou trinta dias de vida. Na Grande São Paulo, como a coleta é realizada nos hospitais, o cumprimento do prazo é garantido. No entanto, no interior, se estiver bem de saúde, o bebê é liberado antes de ser submetido ao exame por conta dos programas de alta precoce. É aí que mora o perigo. Nesse caso, a mãe deve exigir um encaminhamento para providenciá-lo logo após a alta.

RISCOS DA DETECÇÃO TARDIA

Quando o exame é colhido depois do sétimo dia de vida, as chances de obter o diagnóstico de algumas doenças diminuem, pois o sucesso do teste depende de uma dosagem correta de aminoácidos, que é uma partícula menor de proteína. Ou seja, é preciso que o bebê tenha sorvido quantidade suficiente de leite (2 g de proteína diárias por quilograma de peso), seja por meio do aleitamento materno, seja por fórmulas infantis de nutrição parenteral.

Pior ainda se o diagnóstico ocorrer após o bebê completar 30 dias de vida. O tratamento da doença já não surtirá o mesmo efeito, pois a criança tem maior chance de, por exemplo, ter tido um dano cerebral em decorrência de alterações orgânicas. A maioria das doenças detectáveis por meio do teste gera substâncias tóxicas para o cérebro, a exemplo da fenilcetonúria. O aminoácido fenilalanina e os seus metabólitos afetam os neurônios. Então, quando o tratamento é iniciado com mais de um mês de vida, a chance de a criança evoluir com uma deficiência intelectual no futuro é grande.

Se o hipotireoidismo congênito não for detectado no primeiro mês de vida e o hormônio que está faltando não for reposto, o bebê correrá risco de ter atraso no desenvolvimento ou de desenvolver deficiência intelectual. Em contrapartida, se repuser o hormônio em tempo, levará uma vida normal.

A deficiência de biotinidase é outro exemplo de doença rara (acomete aproximadamente um em cada 66 mil bebês, considerando a deficiência parcial e a total) que pode ser tratada quando diagnosticada precocemente. A mãe dissolve a vitamina B7 (biotina) numa colher de chá e dá para a criança uma vez ao dia, e ela será neurologicamente normal. Porém, se o diagnóstico não for realizado, a criança terá convulsões de difícil controle, atraso no desenvolvimento ou apresentará dermatite, um problema de pele importante. Com a medicação, é possível reverter a questão da pele, mas quanto mais tardio o tratamento, a questão neurológica e até a surdez se tornam irreversíveis. Essas razões justificam a corrida contra o tempo no teste do pezinho. O laboratório só vai conseguir ser efetivo se receber a amostra em tempo adequado. Por isso, o comprometimento das famílias é muito importante para a realização do exame em tempo hábil.

FONTE CONSULTADA

Flávia Piazzon é pediatra e geneticista pela Universidade Federal de São Paulo (Unifesp). É médica colaboradora do Ambulatório de Doenças Neurometabólicas do ICr e doutoranda do Departamento de Patologia da FMUSP. É médica consultora de erros inatos do metabolismo da Associação de Pais e Amigos dos Excepcionais de São Paulo (APAE DE SÃO PAULO).

OUTRAS FONTES

Site da APAE DE SÃO PAULO e de Salvador.
Ministério da Saúde. *Manual de Normas Técnicas e Rotinas Operacionais do Programa Nacional de Triagem Neonatal.* 2002.

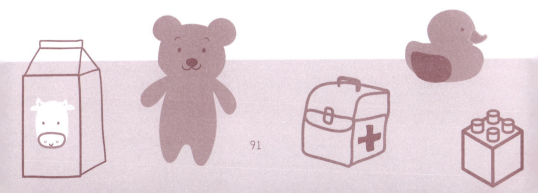

E SE DER POSITIVO?

Mantenha a calma! Entre todos os testes do pezinho coletados, apenas três em 10 mil (0,03%) apontam para verdadeiros doentes. Há uma incidência considerável de resultados falso-positivos

Por conta da gravidade e da raridade das doenças que é capaz de detectar, o teste do pezinho assusta diante de um resultado positivo. Entretanto, é importante manter a calma, pois há grandes chances de se tratar, na verdade, de um falso-positivo. Isso porque o teste inicial faz parte do Programa de Triagem Neonatal, por isso, é realizado em um papel-filtro, que oferece alta sensibilidade para não deixar escapar nenhum verdadeiro doente. Então, na primeira coleta, 0,5 a 1% dos resultados acusam positivo. Estes pacientes são chamados na Associação de Pais e Amigos dos Excepcionais de São Paulo (APAE DE SÃO PAULO) para realizar novo teste, que, na maioria das vezes, se normaliza.

Resultados falso-positivos podem ocorrer se o bebê não estiver se alimentando corretamente, se receber sangue ou estiver tomando muitos medicamentos, como antibióticos e anticonvulsionantes. Entre todos os exames coletados, apenas 0,03% são os verdadeiros doentes. O índice equivale a três crianças em 10 mil. De qualquer forma, diante de um resultado positivo, o laboratório realiza outro exame para confirmar, o que garante maior especificidade. Algumas famílias negligenciam o contato e não comparecem para a nova coleta, o que é muito perigoso, pois, se estivermos diante de um verdadeiro doente, não podemos perder tempo para esclarecer.

Se o resultado continuar alterado na nova coleta, é recomendável fazer um teste confirmatório, que é realizado em outro material (soro ou plasma, não mais no papel-filtro), que garante maior precisão.

A APAE DE SÃO PAULO providencia suporte clínico e de tratamento para a família dos verdadeiros doentes, conforme consta nas Diretrizes do Ministério da Saúde. Muitas vezes o paciente é encaminhado para um serviço de referência. Confira, a seguir, alguns serviços de referência para o tratamento:

* Fenilcetonúria ou hipotireoidismo congênito – APAE DE SÃO PAULO: www.apaesp.org.br.
* Hiperplasia adrenal congênita e fibrose cística – ICr: www.icr.usp.br.
* Deficiência de biotinidase parcial – APAE DE SÃO PAULO.
* Deficiência de biotinidase total – ICr do HCFMUSP ou Universidade Federal de São Paulo (Unifesp) – http://www.unifesp.br.
* Hemoglobinopatias: Universidade Federal de São Paulo – http://www.unifesp.br.

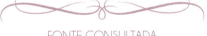

FONTE CONSULTADA

Flávia Piazzon é pediatra e geneticista pela Universidade Federal de São Paulo (Unifesp). É médica colaboradora do Ambulatório de Doenças Neurometabólicas do ICr e doutoranda do Departamento de Patologia da FMUSP. É médica consultora de erros inatos do metabolismo da Associação de Pais e Amigos dos Excepcionais de São Paulo (APAE DE SÃO PAULO).

OUTRAS FONTES

Site da APAE DE SÃO PAULO e de Salvador.
Ministério da Saúde. *Manual de Normas Técnicas e Rotinas Operacionais do Programa Nacional de Triagem Neonatal.* 2002.

29

INTOLERÂNCIA À LACTOSE

Quando a ingestão de leite e seus derivados provocarem desarranjos intestinais recorrentes, soa o alarme e é hora de investigar

Cólicas, distensão abdominal ou diarreia podem ser sintomas de uma simples indisposição, mas merecem ser analisadas com mais cuidado quando aparecerem pouco tempo depois de consumir leite ou algum de seus derivados. Neste caso, o desarranjo intestinal pode sinalizar intolerância à lactose, pois é um indício de que o organismo do indivíduo produz de forma deficiente ou não produz lactase, a enzima responsável pela quebra da lactose, para que esta seja absorvida corretamente.

Por apresentarem sintomas muito parecidos, há confusão acerca do diagnóstico de intolerância à lactose e alergia ao leite de vaca. Para ficar mais fácil compreender a diferença: o leite é composto de carboidratos (açúcar), gordura e proteínas. Quando falamos em intolerância à lactose, estamos nos referindo ao açúcar do leite. No caso da alergia, é a proteína do leite que está relacionada. É por isso que alergia à lactose não existe, pois a lactose é um carboidrato, enquanto a alergia está relacionada à proteína do leite.

ENTENDA AS CAUSAS

O que acontece é que a natureza é muito sábia: como o bebê tem que tomar leite, as crianças nascem com um nível muito alto de lactase. À medida que elas crescem, com cerca de quatro ou cinco anos de idade, como a necessidade de ingestão de grande quantidade de leite diminui, cai também o nível de lactase. É muito raro um bebê nascer com a forma congênita da doença. Assim, é muito raro intolerâncias à lactose em crianças em fase de aleitamento.

No entanto, o quadro é mais comum quando a criança enfrenta outra doença, a exemplo da diarreia crônica ou desnutrição (para que o organismo produza a lactase, são necessárias proteínas e outros nutrientes). Essas situações podem levar à intolerância à lactose, mas de forma secundária.

Felizmente, medidas de saúde pública como as campanhas em prol do aleitamento materno e de vacinação contra o rotavírus, além de melhorias no saneamento básico e nas condições de higiene da população, diminuíram drasticamente a prevalência de diarreia aguda e desnutrição, principais causas da intolerância secundária à lactose, que era comum nas décadas de 1970 e 1980.

Já no adulto, a intolerância à lactose é mais frequente. Ele pode nem saber que é intolerante, mas sabe que se tomar muito leite se sentirá mal. Então, por mecanismo de defesa, ele consome pouco ou não consome leite e passa a vida toda sem saber que tem o problema. O termo, portanto, também é relativo à quantidade de enzima que o indivíduo produz.

FONTE CONSULTADA

Yu Kar Ling Koda é especialista em Gastroenterologia pela Associação Médica Brasileira, pela Sociedade Brasileira de Pediatria e pela Federação Brasileira de Gastroenterologia. É mestre em Pediatria, doutora em Medicina pela Universidade de São Paulo (USP) e chefe da Unidade de Gastroenterologia do ICr.

REAÇÕES ADVERSAS AO LEITE DE VACA

Intolerância ou alergia?

Por *Cristina Miuki Abe Jacob**

Você deve ter reparado que nunca se falou tanto de alergia alimentar. Alergia ao leite, ao ovo, às frutas... Parece até estranho, pois antes quase não se comentava sobre isso. Então, o que será que está causando esse problema na população? É provável que fatores ambientais, como poluição, tipo de dieta e infecções possam provocar alterações no nosso DNA, causando modificações que podem levar ao desenvolvimento de alergias. Assim, pessoas que não tinham predisposição genética, depois do contato com estes fatores, podem passar a ser alérgicas. Atualmente, há diversos estudos em andamento com o objetivo de entender melhor esses efeitos.

Na atualidade, a alergia alimentar acomete 6% das crianças e de 3 a 4% dos adultos no mundo todo. O leite é o alérgeno campeão, comprometendo 2,5% das crianças nos primeiros três anos de vida. Os pacientes podem apresentar vários tipos de reações clínicas, como choque anafilático com risco de morte, urticária, inchaço na boca, diarreia, vômitos, entre outros. Por isso, se seu filho apresentar esses sintomas após uma refeição ou até mesmo depois de entrar em contato com algum cosmético ou medicamento, fique atento. Pode ser um indício de alergia ao leite de vaca, uma das mais importantes alergias alimentares na faixa etária pediátrica, cuja prevalência triplicou nas últimas décadas, em especial entre os menores de cinco anos.

Além disso, a alergia está mais persistente e não melhora mais aos três ou quatro anos, como antigamente. É importante ressaltar também que há dois tipos diferentes: o imediato, cujos sintomas ocorrem quase que imediatamente após o contato com o leite; e o tardio, em que os sintomas podem demorar até dias para se manifestarem e estão principalmente relacionados ao trato gastrointestinal, como diarreia e vômitos. A evolução mais lenta e demorada tem sido mais associada à do tipo imediato.

APRENDA A DISTINGUIR ALERGIA DA INTOLERÂNCIA AO LEITE DE VACA

As pessoas confundem muito os dois diagnósticos. Para não ter erro, é importante esclarecer que o termo alergia deve ser aplicado somente quando a reação imunológica ocorrer contra uma proteína do leite de vaca com manifestações como urticária, choque anafilático, entre outras. A intolerância ao leite de vaca se refere à dificuldade em digerir um açúcar do leite de vaca (lactose) para que ele seja absorvido em partículas menores. A responsável por essa quebra é uma enzima chamada lactase, e na intolerância à lactose esta enzima não está presente no organismo, o que, portanto, inviabiliza a quebra da lactose. Neste caso, as manifestações são aquelas relacionadas ao trato gastrointestinal, como diarrreia, vômitos e cólicas.

É importante observar que as manifestações da alergia alimentar que acometem o trato gastrointestinal podem ser confundidas com as manifestações clínicas da intolerância à lactose.

No caso de reações após o consumo de leite de vaca, o médico deve analisar cuidadosamente e, se achar necessário, solicitar exames que auxiliem a diferenciação entre os diagnósticos. No entanto, antes de solicitar exames laboratoriais, o médico deve realizar uma boa anamnese clínica, avaliando a relação dos sintomas com a ingestão do alimento.

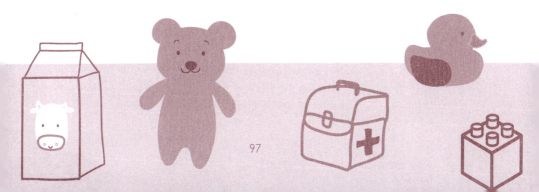

A partir do relato do histórico da criança, o profissional tentará avaliar a necessidade dos exames para o diagnóstico provável. Ao contrário da orientação, muitos profissionais se deixam influenciar apenas pelos exames laboratoriais, o que não está correto. É importante destacar também que a maioria dos exames laboratoriais disponíveis identifica somente a alergia imediata. Para a tardia, vale mais o diagnóstico clínico e a análise das fezes para verificar a presença de sangue, ficando a biópsia de intestino recomendada apenas em casos extremos.

O QUE FAZER DIANTE DA ALERGIA?

Até o momento, o tratamento se restringe à exclusão do leite e de todos os seus derivados da alimentação da criança. Não adianta recorrer a outras fontes animais como a cabra, por exemplo, cujo leite é idêntico ao leite de vaca.

Em relação ao tratamento, é fundamental a busca por orientação médica para evitar substituições inadequadas e alterações do ganho de peso da criança. Atualmente, existem várias alternativas no mercado para a substituição do leite de vaca, mas nem todas são adequadas. Procure ajuda do médico da sua criança, ele certamente indicará a melhor alternativa do ponto de vista nutricional.

DE OLHO NOS RÓTULOS!

É importante também que os médicos não se esqueçam da parte educacional, que é fundamental para o tratamento de alergia ao leite. Eles devem orientar os pais a ler os rótulos não apenas de alimentos, mas também de cosméticos e medicamentos que podem conter proteínas do leite.

Fique de olho nos lencinhos umedecidos. Sim, eles também podem conter leite, assim como os hidratantes. Existem cremes para assadura de criança que usam em sua fórmula óleo de amendoim, que também é alergênico. Então, o médico precisa conhecer bem essas informações para poder transmiti-las adequadamente a seus pacientes.

Lactose e caseína. Todas essas substâncias podem conter leite. Mas, às vezes, a rotulagem é inadequada, dificultando a leitura de palavras escritas em letras muito pequenas ou em locais de difícil visualização na embalagem. Portanto, atenção redobrada ao analisar os rótulos!

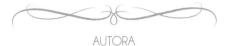

AUTORA

Cristina Miuki Abe Jacob é Professora associada do Departamento de Pediatria da Faculdade de Medicina da Universidade de São Paulo (FMUSP) e membro da Unidade de Alergia e Imunologia do ICr.

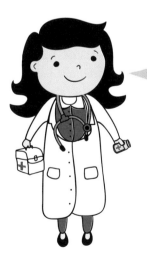

A alergia alimentar acomete 6% das crianças no mundo. O leite é o alérgeno campeão.

As reações clínicas variam entre urticária, inchaço na boca, entre outros.

31

OS ANIMAIS E AS CRISES DE ALERGIA

Muitas podem ser as causas da alergia,
portanto, não culpe o bichinho sem
uma avaliação médica criteriosa

Dificuldade para respirar, espirros incessantes e coceiras são alguns dos sintomas que podem indicar que a convivência entre o animal de estimação e seu filho ia muito bem até a chegada de uma alergia. "Apenas tome cuidado para não radicalizar e, ao primeiro espirro, culpar o animal", pondera o pediatra Pedro Takanori.

Os sintomas alérgicos podem se confundir com quadros gripais de repetição, muito frequentes nos pequenos. Por isso, na dúvida, visite o pediatra para que ele investigue o histórico de alergia da criança e da família. Assim, se ele julgar necessário, fará testes de alergia para constatar ou descartar o problema. A recomendação de procurar o pediatra deve ser enfatizada, pois são muitos os aspectos que compõem a tendência à alergia e também seu diagnóstico, a começar pela genética.

Antonio Carlos Pastorino, chefe da Unidade de Alergia e Imunologia do ICr, explica que, se a criança tem pai ou mãe alérgicos, terá risco duas vezes maior de desenvolver o problema. Quando os dois são alérgicos, o risco quadruplica. Mesmo assim, em uma família em que os pais são alérgicos, durante algum período, a criança pode conviver muito bem com animais. Mas, em um dado momento, se apresentar sintomas ao entrar em contato com cães, gatos ou poeira, significa que o pequeno já passou pela fase de sensibilização aos alérgenos (agentes causadores de alergia) e cstcs já estão provocando sintomas. A partir daí, pode-se desenvolver uma doença alérgica. Ainda assim, os fatores genéticos não isentam uma criança sem histórico familiar de apresentar alergia.

ENTENDA A TENDÊNCIA À ALERGIA

Trocando em miúdos, a tendência à alergia é obtida pelo equilíbrio ou não do resultado das "balanças" de imunidade que existem em nosso organismo: "uma delas se refere às células que conferem imunidade e a outra àquelas que deixam o organismo suscetível a desenvolver alergia. Há, ainda, a "balança" reguladora, que confere tolerância aos possíveis alérgenos. Ao nascer, e mesmo dentro do útero materno, o bebê tem uma tendência à alergia, mas que se modifica aos poucos, à medida em que a criança entra em contato com o mundo fora do útero em que enfrenta vírus, fungos e bactérias. Aos poucos, esses "vilões" promovem um equilíbrio entre as balanças. Esse processo ocorre dessa forma com a maioria das crianças, que se torna normal", detalha doutor Pastorino.

Mas, no decorrer da vida, essas balanças continuam variando conforme idade, exposição aos agentes alérgicos, quantidade e tempo de exposição e influência dos fatores genéticos e ambientais, como a poluição.

No Ambulatório de Imunologia do Instituto da Criança (ICr), cerca de 300 pacientes asmáticos graves são atendidos. Do total, 95% tem rinite como doença associada. Ao aplicar o teste de alergia nessas crianças, foi detectado que 90% delas tinha alergia aos ácaros, bichinhos com os quais convivemos diariamente em diversos locais e objetos: colchões, travesseiros, escola, carpete etc. Menos de 10% apresentou alergia ao gatos e cachorros.

LADO B: DOENÇAS TRANSMITIDAS PELOS ANIMAIS

A presença do animal em casa pode fazer com que as crianças aumentem as células que induzem imunidade. No entanto, há ideias contrárias que defendem que há maior probabilidade de as crianças desenvolverem alergia quando entram em contato com os animais. "Pode acontecer, sim, porque o pelo deles é alérgeno", pondera doutor Takanori. Essa "faca de dois gumes" é reflexo da complexidade que compõe os quadros e diagnósticos de alergia. Por isso, antes de introduzir um bichano à família, doutor Takanori recomenda que o histórico familiar seja observado. "Se houver muitos casos de alergia na família, a presença dos animais pode causar alergia", argumenta. Ou então, para diminuir o risco, adquira o animal já no primeiro ano de vida da criança. Se o bichano chegar depois do primeiro aniversário, o risco de desenvolvimento de alergia é maior. No primeiro ano de vida, o pequeno se arrasta no chão, põe a mão na boca, entre outros comportamentos que podem ser suficientes para estimular a imunidade. Então, se a criança não entrar em contato com os agentes infecciosos provenientes do animal, o mascote fará parte do grupo que pode causar alergia.

Além dos riscos que dizem respeito aos quadros alérgicos, os animais podem transmitir bicho geográfico, piolho e micoses. Os especialistas alertam para um cuidado especial quando o animal escolhido for o gato. "Implicamos com o pelo, mas, na verdade é a saliva dele que tem uma proteína mais alergênica, assim como a própria urina e pelos. Mas, como ele se lambe com frequência, essa substância se espalha facilmente por todo o corpo", detalha doutor Pastorino.

Os fatores alérgenos presentes nos felinos resistem por até 6 meses no ambiente. Esse dado chama atenção para um alerta importante: não é necessário ter gatos em casa para desenvolver alergia. Ao visitar alguém que tenha um bichano de estimação, quando voltamos para casa, podemos carregar as substâncias conosco, e elas permanecem ativas.

Veja, na tabela a seguir, algumas doenças que podem ocorrer em decorrência do contato com animais, sobretudo, se a criança estiver com baixa imunidade.

Doença	Causa/transmissão	Sintomas
Arranhadura de gato	É causada por uma bactéria que vive normalmente na boca de animais, principalmente, de felinos, e que pode ser transmitida por arranhadura ou lambida sobre uma pele machucada	Caracteriza-se por um aumento de gânglio (íngua) perto da região por onde entrou a bactéria, com ou sem febre. Em crianças, o gânglio acometido pode ser aquele que fica perto da orelha (pré-auricular), ou do pescoço
Toxoplasmose	Doença transmitida pelas fezes de felinos ou pela ingestão de carnes mal passadas. As gestantes podem passar o agente para o feto, causando a doença, que é congênita. Por isso, é importante fazer o teste de sorologia durante a gravidez, para que, diante de um resultado positivo, o médico possa agir e proteger o feto	Pode evoluir com febre, mal-estar, dores musculares, com evolução, às vezes, prolongada, por muitos dias. A febre pode vir acompanhada do aumento de gânglios no pescoço. Entretanto, pode acontecer de o paciente não apresentar nenhum sintoma, por isso, muitas pessoas se surpreendem com o resultado positivo ao fazer o exame

continua

continuação

Doença	Causa/transmissão	Sintomas
Psitacose	A bactéria causadora desta doença é transmitida por pássaros, por meio das fezes ou das secreções, sobretudo durante a higienização de gaiolas	Caracteriza-se por apresentar tosse seca e irritante, de longa duração, às vezes, por mais de um mês, acompanhada ou não de febre e que pode evoluir para pneumonia
Doenças causadas por *Giárdia* e *Salmonella*	A *Giardia* é um protozoário (parente de ameba) e a *Salmonella* é uma bactéria. Ambas vivem no intestino de praticamente todos os animais e são eliminadas pelas fezes. Ao entrarem em contato com estes animais e levarem a mão à boca, as pessoas podem se contaminar	Trata-se das principais causas de diarreia causada pelo contato com animais
Toxocaríase	É causada por um verme (o *Toxocara*) que pode ser contraído em contato com as fezes de gatos ou cachorros. Existem dois tipos: a chamada *Larva migrans* cutânea (bicho geográfico) e a *Larva migrans* visceral	Na forma cutânea, a larva causa sintomas locais: túneis na pele que coçam bastante. A forma visceral é mais grave, pois a larva penetra no organismo e causa tosse, chiado no peito, febre e danos oculares

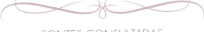

FONTES CONSULTADAS

Antonio Carlos Pastorino é pediatra, alergista e imunologista-chefe da Unidade de Alergia e Imunologia do ICr.
Pedro Takanori é pediatra e Diretor Clínico do ICr.

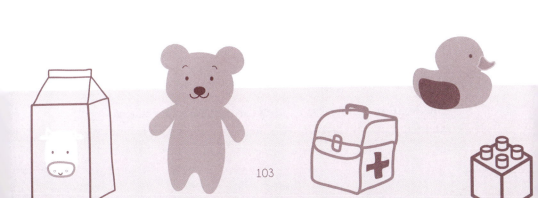

32

BRONQUIOLITE NO INVERNO

Essa infecção por vírus acomete, sobretudo,
crianças de até dois anos e prematuros.
Saiba como identificar e proteger seu filho

Com a chegada do outono e do inverno, a incidência de bronquiolite aumenta nos consultórios pediátricos e atendimentos de emergência. De acordo com Roberto Tozze, pediatra do Instituto da Criança do Hospital das Clínicas da Faculdade de Medicina da Universidade de São Paulo, isso acontece porque, nesse período, as pessoas tendem a se manter mais confinadas, compartilhando o mesmo ambiente. Além disso, "como o aparelho respiratório de bebês e crianças menores está em desenvolvimento, é comum que eles apresentem os sintomas de bronquiolite, que é a infecção dos bronquíolos causada por vírus que são encontrados nos objetos e no ar", explica doutor Tozze. Nesse sentido, crianças de 0 a 2 anos estão mais suscetíveis, pois têm o hábito de levar brinquedos e demais objetos à boca.

No início, o quadro se parece com um resfriado comum, caracterizado por coriza, tosse e febre. Entretanto, depois de três dias, a segunda fase da bronquiolite começa a se manifestar, causando desconforto respiratório. "As mães notam que o peito chia e que o filho está bastante cansado, ofegante. Esses sintomas diferenciam a bronquiolite do resfriado", detalha o especialista.

COMO TRATAR

A atenção redobrada à hidratação e, sobretudo, o repouso para as crianças que convivem em creches estão entre as principais recomendações médicas. O tratamento, de acordo com o doutor Tozze, deve contar também com inalação (que pode ser administrada apenas com soro fisiológico ou com medicamento vasodilatador). Esse componente auxilia o fluxo de limpeza das secreções do aparelho respiratório. "Mas não deve ser utilizado sem recomendação médica, pois pode gerar efeitos colaterais como tremores e arritmia cardíaca, sobretudo nos pacientes mais propensos", pondera o pediatra.

Doutor Tozze lembra ainda que, quanto menor a criança, mais grave o quadro se configura e pode demandar suplementação de oxigênio. Sessões de fisioterapia podem ser indicadas conforme a evolução clínica.

A criança com bronquiolite pode levar sete dias ou mais para se recuperar, mas, no decorrer do tratamento, os pais devem ficar alertas se, mesmo medicado, seu filho continuar prostrado, cansado e o chiado não melhorar.

PREVINA-SE E PROTEJA SEU FILHO!

* Conserve as mãos sempre limpas, principalmente quando for cuidar da criança.
* Quando houver muitas pessoas dividindo o mesmo ambiente, mantenha-o ventilado sempre que possível.
* Evite o acúmulo de poeira e mofo nos cômodos de convivência dos pequenos.
* Racionalize o uso do umidificador. No inverno, o doutor Tozze recomenda o uso do aparelho apenas entre 12h e 17h. Durante a noite, a umidade do ar normalmente já atinge níveis satisfatórios; neste caso, o umidificador pode contribuir para a proliferação de fungos.

FONTE CONSULTADA

Roberto Tozze é pediatra do ICr.

33

REFLUXO GASTROESOFÁGICO

Saiba quando você deve se preocupar
e aprenda a minimizar os sintomas do seu filho

Seu bebê regurgita com frequência após a mamada? Antes de pensar em doença do refluxo, é necessário avaliar o quadro com calma. Refluxo gastroesofágico, em termo médico, quer dizer retorno do conteúdo do estômago para o esôfago. Quando nos alimentamos e deglutimos os alimentos, em situação normal, o esôfago tem uma válvula que se fecha (o chamado esfíncter), impedindo esse retorno. "Em condições saudáveis, todos nós refluímos algumas vezes diariamente. Ter alguns episódios breves de refluxo por dia é considerado normal. Mas há pacientes que apresentam um número aumentado de refluxo. Neste caso, as substâncias refluídas do estômago são ácidas demais para o esôfago e acabam inflamando a região (esofagite), podendo, então, causar a doença do refluxo", explica a gastroenterologista pediátrica Yu Kar Ling Koda.

Ela afirma que as crianças, sobretudo os bebês, são mais propensos a apresentar refluxo. Primeiro, porque o esfíncter não é tão eficaz, em razão do próprio desenvolvimento infantil, mas com o tempo melhora. Também se trata de uma fase cuja base alimentar é líquida, que é mais fácil de refluir que a sólida. Além disso, a criança passa mais tempo deitada, o que também facilita.

Apesar de os episódios de refluxo serem mais frequentes até os dois anos, isso não obrigatoriamente denota um problema. A doutora Yu explica que o refluxo passa a ser doença quando causa complicações como esofagite e a criança apresenta sintomas como dor, choro, vômitos, recusa alimentar, perda ou não ganho de peso. "Até ao regurgitar tem diferença. Se ele regurgita, mas não reclama, não chora, é normal. E se está ganhando peso não tem problema nenhum. Trata-se de um refluxo fisiológico. Mas, se a criança está sempre chorando, não ganha peso, está sempre incomodada, aí o pediatra deve investigar."

VEJA AS RECOMENDAÇÕES DA ESPECIALISTA E AMENIZE O INCÔMODO DO SEU PEQUENO

* A alimentação exclusivamente à base de leite é muito líquida. Caso esteja em aleitamento artificial, verifique com o pediatra de sua confiança se você pode optar por leites espessados para dificultar o retorno do leite.
* Procure manter a criança em uma posição mais elevada na hora da mamada.
* Evite movimentar muito a criança depois de mamar. Às vezes a mãe fica sacudindo o bebê e isso contribui para o refluxo.
* Mantenha o bebê em posição elevada para arrotar e mantenha-o assim até estar certa de que ele arrotou. Se arrotou pouquinho, tenha paciência, que deve vir mais em seguida.
* Evite trocar a fralda logo após a mamada. Ao mantê-lo deitado e levantar as pernas, você estará facilitando o refluxo.
* Travesseiro antirrefluxo pode ajudar.
* Ao colocar o bebê no berço, posicione-o do lado esquerdo e com a cabeça elevada.

Essas medidas não acabam com os refluxos, mas diminuem bastante sua incidência. "Quando o seu bebê começar a se sentar, a tendência é melhorar, já que a posição ereta dificulta o refluxo. Após o sexto mês, são introduzidos alimentos sólidos no cardápio, o que também ajuda. Em geral, depois do primeiro aniversário já está tudo resolvido, pois esses hábitos coincidem também com o amadurecimento do esfíncter", conclui a doutora Yu.

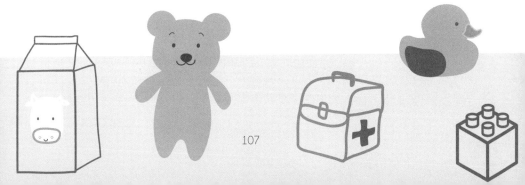

FONTE CONSULTADA

Yu Kar Ling Koda é pediatra do ICr, especialista em Gastroenterologia pela Associação Médica Brasileira, Sociedade Brasileira de Pediatria e Federação Brasileira de Gastroenterologia. Mestre em Pediatria e doutora em Medicina pela Universidade de São Paulo.

34

OBESIDADE INFANTIL

O assunto é sério! E para combater o problema,
vocês, mamãe e papai, devem dar bons exemplos
aos seus filhos

Considerada um dos maiores problemas de saúde pública da atualidade, já faz alguns anos que a obesidade não ocorre apenas na população adulta. Os dados da última Pesquisa de Orçamentos Familiares (POF 2008-2009), aplicada pelo Instituto Brasileiro de Geografia e Estatística (IBGE), apontam um aumento de mais de 300% em casos de obesidade. Entre os meninos, a variação foi de 4,1% em 1989 para 16,6% na época do estudo. Entre as meninas, o aumento foi ainda mais expressivo: de 2,4% em 1989 para 11,8% em 2009.

A rotina frenética da mãe moderna e a tendência ao sedentarismo das crianças à medida que passam o tempo livre "presas" aos eletrônicos têm sua parcela de culpa na composição desse cenário.

DIAGNÓSTICO MULTIFATORIAL

Diferentemente do adulto, que pode ter o sobrepeso calculado pelo índice de massa corpórea (IMC), os dados da criança devem ser analisados com base nas curvas de crescimento, que dependem da idade. Portanto, quando se trata de obesidade infantil, avaliar o peso isoladamente não é suficiente. A doença decorre de um grupo de fatores genéticos e ambientais, e pede uma avaliação multifatorial que somente o pediatra tem condições de fazer. Portanto, visite-o com a frequência ideal de acordo com a idade do seu filho.

Outra observação que independe da idade é a identificação do local do corpo em que o sobrepeso predomina. E atenção: o problema se torna ainda mais sério se o acúmulo de gordura estiver na barriga. Neste sentido, perder cintura é mais importante do que perder peso. O ideal é que a medida da cintura seja menor do que a metade da altura.

DIANTE DAS CONSEQUÊNCIAS, O MELHOR MESMO É FALAR EM PREVENÇÃO

A obesidade leva a várias comorbidades. A principal delas, na infância, são os problemas psicossociais: depressão, *bullying* e baixa autoestima. Doenças que antigamente só eram diagnosticadas nos adultos hoje também aparecem nos pequenos, em consequência do ganho excessivo de peso: pressão alta, diabete tipo 2 (antes considerada uma doença de adultos), alterações cardíacas em consequência da pressão alta e obesidade. Outra situação importantíssima é a esteatose hepática, ou gordura no fígado, que pode virar cirrose na adolescência. Problemas nas articulações e nos ossos também podem estar presentes em crianças obesas.

Esses e tantos outros males podem ser evitados com foco na saúde e na prevenção, não na doença e, sobretudo, com a devida compreensão dos pais de que a boa educação deve incluir bons hábitos alimentares.

FIQUE ATENTO E DÊ O BOM EXEMPLO

Atualmente, uma das maiores dificuldades dos especialistas é convencer os pais sobre a importância de todos se envolverem efetivamente no tratamento do filho. Ainda que somente a criança tenha de combater o excesso de peso, a dieta saudável faz bem para toda a família. Tenha em mente que vocês, pais, serão espelhos para seus filhos durante toda a vida; então, adquirir bons hábitos à mesa é semear bons exemplos:

* opte pelo aleitamento materno: o ato é insubstituível e o ideal é que seja exclusivo até os seis meses de idade. Mães que trabalham podem ordenhar o próprio leite e congelar para oferecer quando não estiverem em casa. Acredite, é possível! Após o sexto mês, oriente-se com seu pediatra sobre como introduzir outros alimentos, a começar pelas frutas e papas salgadas;

* adie o máximo possível a introdução de alimentos gordurosos ou com muito açúcar: uma hora ou outra, um evento social fará com que as crianças conheçam esse tipo de alimento. Não é você, mamãe, quem deve apresentá-los;
* ele não quer comer? Quando a criança se recusa a se alimentar, os pais tendem a substituir a refeição pela mamadeira ou por lanches fora de hora. Em algumas famílias isso acontece porque o pequeno é o rei da casa. Ele usa os pais como bem entende e os adultos, por sua vez, cedem a esses caprichos. Evite essa prática e aceite a recusa. Aos poucos seu filho vai se adequar às regras e entender que existem horários para as refeições. A disciplina interfere positivamente na manutenção do peso;
* cuidado com os vilões e até com os "falsos aliados" na hora do lanche: substituir o refrigerante pelo suco de caixinha dá a ilusão de que a dieta da criança ficou mais saudável. O ideal para o lanche é uma porção de fruta, iogurte, queijo. As duas últimas opções são boas fontes de cálcio e proteína, que o seu filho tanto precisa para se desenvolver. Os achocolatados de caixinha, até mesmo nas versões *light*, são muito açucarados e contêm muita gordura. Se quiser mandar leite com chocolate, prefira o feito em casa;
* atenção à tendência familiar: se a família apresentar histórico de obesidade, os pais devem redobrar a atenção, pois a chance de a criança ser obesa é maior. Isso porque muito dessa tendência é decorrente do hábito; entretanto, vale lembrar que a obesidade é uma doença que também está atrelada a um conjunto de genes associados ao ganho de peso;

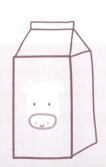
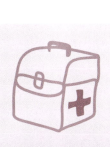

* incentive a prática de atividade física. Participe você também! Que tal um passeio em família no parque? Ou aquele bate-bola entre pai e filho? Todos devem ter consciência de que movimentar-se faz bem e, novamente, devem dar o bom exemplo. As crianças modernas têm se tornado dependentes das máquinas, enquanto a Organização Mundial da Saúde (OMS) recomenda apenas duas horas de inatividade por dia. Desta forma, é papel dos pais resgatar as brincadeiras ao ar livre.

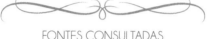

FONTES CONSULTADAS

Durval Damiani é Professor Livre-Docente na Universidade de São Paulo e chefe da Unidade de Endocrinologia Pediátrica do Instituto da Criança (ICr) do Hospital das Clínicas da Faculdade de Medicina da Universidade de São Paulo (HCFMUSP).

Louise Cominato é médica assistente do Instituto da Criança (ICr) do Hospital das Clínicas da Faculdade de Medicina da Universidade de São Paulo (HCFMUSP) e mestre em Pediatria. Também coordena o Ambulatório de Obesidade do ICr-HC-FMUSP e é professora de Pediatria da Faculdade de Ciências Médicas de Santos.

35

CIRURGIA SEM TRAUMAS

*Seu filho precisa ser operado? Seja para o pré
ou pós-operatório, siga as orientações dos
especialistas e fique tranquilo*

Além da anestesia, do vazio no estômago, o incômodo vem também do pós-operatório e da ansiedade que antecede o procedimento. Se uma cirurgia é traumática para nós, adultos, imagine para as crianças. Felizmente, os casos mais frequentes entre os pequenos são procedimentos de baixa complexidade, como correção de hérnia, remoção de adenoides, fimose e correção de posição de testículos e apêndice. No entanto, mesmo nos casos simples, o desconforto se faz presente. Por isso, o momento pede sensibilidade redobrada por parte da equipe médica. "Para aplacar a ansiedade natural da família, é imprescindível que o profissional detalhe o procedimento, explique por que ele precisa ser realizado e, principalmente, transmita segurança, credibilidade e tranquilidade aos pais", ressalta o doutor Uenis Tannuri, Professor Titular da Disciplina de Cirurgia Infantil do Departamento de Pediatria da Faculdade de Medicina da Universidade de São Paulo.

A mesma orientação deve ser dada ao paciente, afinal, é o pequeno que está enfrentando dor e desconforto e é ele quem será operado. Então, a partir dos quatro anos, quando a criança já tem certo entendimento, é importante explicar o que irá acontecer, adequando a linguagem ao seu grau de compreensão. "A melhor psicologia para a criança é transferir sensibilidade no olhar e nunca, em hipótese alguma, mentir", reforça o doutor Uenis.

Recorrer ao lúdico também pode ser providencial e proporciona bastante leveza para o momento. O chefe do setor de Anestesia do ICr, doutor Marcelo

Abramides Torres, comenta que costuma distrair e brincar com as crianças no momento da sedação e é sempre uma boa pedida. Os médicos normalmente recorrem a máscaras com desenhos animados e comentam, por exemplo, que o paciente vai viajar no espaço quando dormir. Além disso, sempre que possível, ou de acordo com a preferência da criança, evita-se a anestesia intravenosa e opta-se pela máscara inalatória (o famoso "cheirinho").

CUIDADOS PRÉ-OPERATÓRIOS

Diferentemente dos adultos, o *check-up* infantil dispensa a batelada de exames. Como, na maioria dos casos, o grau de complexidade das cirurgias realizadas em crianças é baixo, basta um exame clínico bem detalhado para revelar se o procedimento é ou não necessário. "Isso porque a coleta de exames laboratoriais nos pequenos é muito custosa e, de certa forma, lesa e agride. Há também aqueles cujas veias são de difícil acesso, então, é preferível e perfeitamente possível para o médico, na maioria dos casos, resguardar a criança e se basear nos dados clínicos e no histórico familiar. Entretanto, diante de qualquer suspeita de doença, o cirurgião deve recorrer às análises laboratoriais ou de imagem", pondera o doutor Uenis.

Apesar de não haver restrição de dieta dias antes da maioria das cirurgias, o período de jejum em crianças também é diferente do de adultos. De maneira geral, o cirurgião pediatra explica que os lactentes devem permanecer sem o leite materno de três a quatro horas antes de operar. "Como eles têm o estômago pequeno, a digestão é rápida. Já as crianças maiores devem evitar a ingestão de líquidos e de comida por apenas seis horas", orienta. Aplicar um jejum mais severo do que o recomendado pode acarretar complicações como hipoglicemia e desidratação. Por isso, a tabela a seguir apresenta o período ideal de jejum de acordo com o tipo de dieta ingerida por seu filho.

Alimento ingerido	Tempo indicado para jejum
Líquidos claros (água, chá, isotônicos, suco sem polpa e bebidas gaseificadas)	2 horas
Leite materno	4 horas
Fórmula infantil	6 horas
Leite de vaca	6 horas
Refeição leve (torradas e líquidos claros)	6 horas
Alimentos sólidos	8 horas

O doutor Marcelo explica que não obedecer ao jejum, na grande maioria das vezes, não interfere na cirurgia, mas na anestesia. "Se o paciente estiver com o estômago cheio no momento da sedação, sobretudo a geral, a pressão do esôfago se altera, desencadeando vômitos. Além disso, como perdem-se também os reflexos, se ainda houver alimento na faringe, ele pode aspirar e provocar uma pneumonia aspirativa, uma complicação bem séria".

Ainda sobre as possíveis complicações decorrentes da anestesia e da cirurgia, felizmente, o procedimento em crianças oferece baixo risco, pois, em sua maioria, trata-se de pacientes cujo organismo funciona muito bem, sem doenças associadas. Alergias em crianças, segundo o doutor Marcelo, também são raras, pois as desenvolvemos ao longo da vida, à medida que vamos sendo expostos aos agentes. Ainda assim, é importante que a informação seja contemplada na consulta clínica pré-anestésica, com o restante do histórico da criança.

Além disso, é importante frisar que os pais devem confiar no médico do filho a ponto de ele verificar se o centro cirúrgico dispõe de todos os equipamentos e medicamentos para que o procedimento seja realizado com segurança.

PÓS-OPERATÓRIO SEM TRAUMAS

Mamães e papais, a presença de vocês até que o paciente pegue no sono e depois, na recuperação, é outro procedimento de resguardo para que seu filho se sinta seguro e confortável. Levar o brinquedo preferido, chupetas, entre outros pertences do pequeno, também pode ajudar nesse sentido. Mas lembre-se de consultar as regras de segurança do hospital antes.

"Cuidado para não transmitir suas dúvidas ou angústias. Tente manter-se sempre tranquilo e a criança sentirá sua segurança e será contagiada por essa sensação", comenta o doutor Uenis.

Logo após a operação, a dor e as náuseas são mais do que características, certo? Mas doutor Marcelo garante que é possível minimizá-las a partir da escolha da técnica anestésica mais adequada. "No caso de cirurgias abdominais, por exemplo, costumamos associar a anestesia geral à peridural e a anti-inflamatórios para prolongar a duração dos medicamentos por até cinco horas após o procedimento, garantindo a melhor recuperação à criança."

Quando os momentos mais difíceis passarem e você e seu filho já puderem ir para casa, não se aflija com a recuperação e a restrição de movimentos. "A natureza é bem mais sábia do que nós. Se seu filho estiver se movimentando normalmente, significa que ele está bem. Se estiver quieto demais, é sinal de que está sentindo dor. Deixe que ele mesmo se controle, até porque, para cirurgias pequenas, o período de repouso completo, de cinco a seis horas apenas, é realizado no hospital", orienta o doutor Uenis Tannuri.

Certamente, se algo estiver errado, a criança vai mostrar-se apática, exibir desconforto, apresentar febre ou dor, que, de modo geral, passam com analgésico. "Sobre o curativo, se o seu filho estiver ativo e se recuperando normalmente, não há necessidade de colocar os olhos nem as mãos. O curativo estará em ordem até o retorno ao consultório", conclui o doutor Uenis Tannuri.

FONTES CONSULTADAS

Marcelo Luis Abramides Torres é professor MS3 da Faculdade de Medicina da Universidade de São Paulo (FMUSP) e supervisor da equipe de anestesia do Instituto da Criança (ICr) do Hospital das Clínicas da FMUSP. É também coordenador da Residência Médica em Anestesiologia e CET SBA do HCFMUSP e vice-presidente da Sociedade de Anestesiologia do Estado de São Paulo.

Uenis Tannuri é Professor Titular da Disciplina de Cirurgia Pediátrica do Departamento de Pediatria da Faculdade de Medicina da Universidade de São Paulo (FMUSP).

36

CIRURGIA DE FIMOSE

Há casos em que o procedimento se faz necessário, mas pode ser indicado para facilitar a higienização do pênis e contribuir para a prevenção de doenças sexualmente transmissíveis

Quando o bebê nasce, a rigor, a pele que envolve a glande (cabeça do pênis) é estreita, o que impede que a região seja exposta e dificulta bastante a higienização do local. Em 75 a 80% das crianças com cerca de 10 a 12 meses, a pele se abre e é possível higienizar. Nos demais casos, a pele permanece fechada, caracterizando a chamada fimose congênita.

Às vezes, os médicos recomendam cremes à base de corticoides que ajudam na abertura, mas, de modo geral, o produto funciona pouco e é preciso operar. Contudo, quem deve avaliar o quadro é o pediatra, depois do primeiro ano do paciente. Antes disso, não é preciso se preocupar, pois a pele ainda pode romper naturalmente. No entanto, se houver necessidade, quanto mais nova a criança, menos sofrido é o pós-operatório e mais tranquila tende a ser a cirurgia.

Há outra situação, comum entre os idosos (especialmente os diabéticos por expelirem urina com altas taxas de glicose), mas que também pode ocorrer em crianças maiores, em que o excesso de pele inflama e infecciona em razão de má higienização. Quando esse processo (denominado postite) se repete muitas vezes, a pele cicatriza e volta a se fechar: esta é a chamada fimose adquirida. Por isso, fique atento. Ao notar vermelhidão ou secreção amarela purulenta no pênis, procure o pediatra do seu filho ou um médico de confiança. Dada a sensibilidade da região, a postite costuma ser muito dolorida mesmo sem que a região seja manipulada.

O MITO DA MASSAGEM PENIANA

Muitos pais acreditam que se estimularem a região vão favorecer o desprendimento da pele, quando, na verdade, podem gerar traumas na criança. "Alguns meninos chegam ao consultório acuados e constrangidos, com a mão à frente da calça e nem se permitem examinar. O recomendável, então, é lavar abundantemente o pênis. Ainda sobre a manipulação, deixe que a criança mesma se descubra, pois durante a puberdade, quando o adolescente reconhece o próprio corpo, isso ocorre naturalmente", destaca o dr. Uenis Tannuri.

RECOMENDAÇÕES CIRÚRGICAS

Felizmente, a circuncisão, ou postectomia, é um procedimento bem simples, eletivo, que na grande maioria dos casos exige apenas avaliação clínica e dispensa exames laboratoriais. O pediatra só recorrerá à coleta de sangue caso o histórico do paciente ou o exame clínico deixem dúvidas ou remetam a alguma doença crônica na família. Confira algumas orientações pertinentes à cirurgia de fimose:

* O procedimento deve ser realizado apenas quando a criança estiver totalmente sadia, sem qualquer processo inflamatório ou gripal.
* Jamais recorra às clínicas particulares ou consultórios. Cirurgias sempre devem ser realizadas em hospitais que tenham o aparato necessário para amparar seu filho durante o procedimento e depois dele, inclusive uma unidade de terapia intensiva para socorrê-lo em caso de emergência.
* O procedimento requer anestesia geral. A anestesia local é permitida apenas quando a circuncisão é feita no bebê ainda recém-nascido por motivo de tradição familiar ou religiosa.
* Crianças pequenas (entre 10 e 12 meses) devem permanecer de quatro a cinco horas em jejum.

continua

continuação

* Durante o pós-operatório, além dos analgésicos, a recomendação é higienizar o pênis com sabonete e água em abundância. Finalize o cuidado aplicando creme à base de corticoide para lubrificar o pênis.
* É melhor que o paciente fique afastado da escola e não pratique esportes por duas semanas, para evitar contatos físicos que traumatizem a região operada.

Estudos já revelaram que crianças e adultos circuncisados têm melhores condições de higienizar o pênis e menor risco de contrair aids e demais doenças sexualmente transmissíveis.

FONTE CONSULTADA

Uenis Tannuri é Professor Titular da Disciplina de Cirurgia Pediátrica do Departamento de Pediatria da Faculdade de Medicina da Universidade de São Paulo (FMUSP) e chefe da Unidade de Cirurgia Pediátrica do ICr.

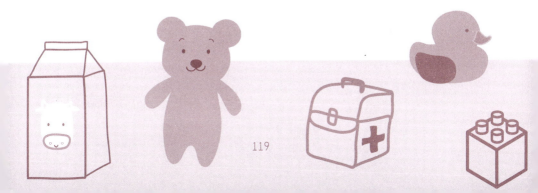

37

SEU FILHO TEM PÉ CHATO? SERÁ?

A anatomia do pé plano é natural em todos os recém-nascidos e se mantém assim por algum tempo. Diagnóstico certeiro só mesmo por volta dos quatro anos de idade

Entre tropeços e acertos, por volta do primeiro ano de idade, os pequenos começam a arriscar alguns passos. Mas logo já estão dando aquele trabalho, correndo pela casa toda, certo? Entretanto, passado algum tempo, quando notam algo estranho na aparência do pé ou no modo como o filho anda, apoiando toda a planta no chão, os pais podem se perguntar se a criança tem pé chato. Trata-se de uma constituição anatômica normal a todos os bebês durante os primeiros anos de vida. "No entanto, a curvatura do pé depende do desenvolvimento da criança e até mesmo do estímulo do andar para se formar. Por isso, o diagnóstico só pode ser confirmado por volta dos 4 anos de idade", complementa Bruno Massa, ortopedista que atua no Instituto de Ortopedia e Traumatologia do Hospital das Clínicas.

Se ainda assim a queixa persistir, os pais devem procurar um ortopedista para avaliar não apenas a anatomia, mas também a rigidez e o incômodo que o paciente sente. "Entretanto, o pé pode, de fato, ter menos arco medial e não causar sintomas à criança. A intervenção médica só é recomendada quando há dor ou calosidade".

Quando a condição interfere apenas no andar, ou se trata apenas de uma questão estética, a cirurgia não é indicada, pois é preciso respeitar a mecânica natural de cada indivíduo.

"Uma das causas mais frequentes de fratura em atletas ocorre quando o técnico tenta modificar o modo como a pessoa corre. Isso aumenta o estresse em estruturas que antes não estavam preparadas para isso e gera lesão em vez de melhorar o desempenho", exemplifica o especialista.

Quando o médico percebe, no exame físico, que as articulações não são flexíveis entre elas, essa rigidez também é motivo de intervenção, que pode ser cirúrgica, a fim de realinhar os ossos do pé, ou readequar o uso de calçado. "Tal condição, mais frequente em pés planos, pode indicar a presença de uma ponte óssea que limita o movimento entre os ossos do pé, e isso geralmente causa dor. Também pode acontecer de o paciente passar a infância sem sintomas e o problema incomodar na fase adulta", complementa o especialista.

BOTA E PALMILHA RESOLVEM?

A antiga resolução para o pé chato ficou no passado. Vários estudos aplicados em populações diferentes, que usaram e não usaram bota, apontaram que o percentual de crianças que mantiveram o pé plano é igual ao das que não o mantiveram. Ou seja, sem eficácia comprovada, o método não é mais utilizado.

O que de fato surte efeito é deixar que a criança ande descalça desde pequena, em terrenos diferentes. A meia antiderrapante não vale. Só mesmo com o pé no chão o bebê vai se acostumando às diferentes texturas e temperaturas. Isso fortalece a musculatura intrínseca do pé e diminui a incidência de pé plano.

Doutor Bruno explica, ainda, que pés planos são flexíveis e amortecem muito bem; por isso, outra recomendação é optar por calçados mais firmes, com bicos arredondados. Também não custa nada lembrar que o uso de salto alto é recomendado apenas a partir da adolescência, quando já se atingiu maturidade óssea.

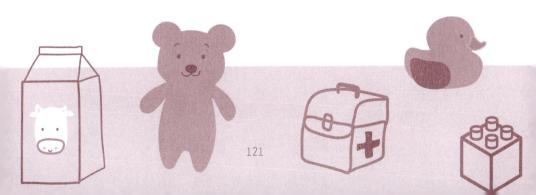

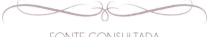

FONTE CONSULTADA

Bruno Massa é ortopedista do Instituto de Ortopedia e Traumatologia (IOT) do Hospital das Clínicas da Faculdade de Medicina da Universidade de São Paulo (HC-FMUSP) e especialista em ortopedia infantil e cirurgia de pé e tornozelo.

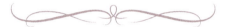

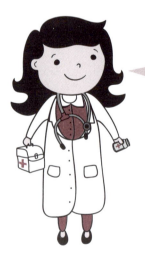

Estimule seu filho a andar descalço, sem meia, em terrenos diferentes. Prefira calçados firmes com bicos arredondados. Para as meninas, salto alto é contraindicado antes da adolescência.

38

COMO DECORAR O QUARTO DA CRIANÇA ALÉRGICA

Cerca de 20% das crianças têm algum tipo
de alergia. Especialistas explicam como montar
o quarto ideal para esses pequenos

Alergia, principalmente a respiratória, é uma das doenças crônicas mais comuns entre as crianças. Atualmente, 20% dos pequenos sofrem de rinite ou asma logo nos primeiros anos de vida. A chance de desenvolver o problema duplica se um dos pais for alérgico e quase quadruplica se ambos forem.

"O que acontece é que normalmente, diante dos sintomas e até do diagnóstico, os pais se preocupam somente com os medicamentos, quando deveriam atentar também para o ambiente em que os filhos vivem e reduzir a exposição da criança aos alérgenos", destaca Magda Carneiro-Sampaio, imunoalergologista e presidente do Conselho Diretor do ICr.

E é no quarto, onde as crianças passam grande parte do tempo, que mora o problema. "Especialmente na cama, onde há calor e umidade, condição propícia para a proliferação e o convívio de ácaros, responsáveis por 90% dos casos de alergias respiratórias. Tecidos grossos, poltronas, pelúcias e carpetes também facilitam a deposição desse alérgeno", explica o doutor Antonio Carlos Pastorino, pediatra, imunologista e alergista.

Para as famílias cujos filhos já foram diagnosticados como alérgicos e até mesmo para as grávidas que estão montando o quarto do futuro bebê, os especialistas relacionam os itens da receita para um quarto *clean* e sem contraindicações tanto para crianças saudáveis como para as alérgicas:

* Antes da chegada do pequeno, analise os cômodos e elimine focos de infiltração e umidade para evitar o mofo, outro alérgeno em potencial.

* O quarto mais ensolarado deve ser o do bebê. Posicione a cama de modo que receba luz solar. Ácaros vivem muito bem em temperaturas próximas a 36ºC, mas morrem em temperaturas acima dos 50ºC. Então, expor colchão e travesseiro ao sol é recomendado para eliminar pelo menos os ácaros que estiverem na superfície. Quando isso não for possível, utilize capas antialérgicas para colchão e travesseiro. Elas são feitas de um tecido especial, com poros milimétricos, que impedem que os ácaros escapem.

* O ideal é que o travesseiro seja trocado uma vez ao ano. Evite os de penas, pois contêm alérgenos potentes.

* Os lençóis devem ser trocados duas vezes por semana. O cobertor ideal é o tipo japonês, ou *futon*, e os felpudos estão proibidos. Escolha um travesseiro de espuma e troque-o anualmente para evitar acúmulo de microrganismos que a fronha não barra. A cama é quente e abafada, características que propiciam a proliferação de ácaros e fungos; por isso, deve receber atenção especial. Se a criança dorme com muita frequência no quarto dos pais, esse cuidado deve ser extensivo à cama do casal.

* Um quarto arejado diariamente por, no mínimo, duas horas é imprescindível para a saúde das vias aéreas. Famílias adeptas do ar-condicionado devem deixar o ar circular abrindo as janelas. Também é importante limpar os filtros periodicamente.

* Diariamente, descamamos cerca de 1 g de pele por dia. Por terem a pele mais seca, alérgicos podem descamar até dez vezes mais. Ácaros, por sua vez, alimentam-se de restos de pele, portanto, não é recomendável sacudir o lençol no quarto. Além disso, hidrate bem a pele da criança.

* Ao se movimentar na cama, os ácaros recirculam para o ar. O mesmo ocorre ao varrer os cômodos. Por isso, o ideal é usar rodo e pano úmido para higienização dos ambientes domésticos.

* Não use produtos de limpeza muito perfumados. Eles favorecem a irritação das vias aéreas das crianças com rinite.

* Evite acumular livros e outros objetos que acumulem pó e mofo.

* Para aparar o sol da janela, prefira persianas inteiriças feitas com material facilmente higienizável às cortinas. As inteiriças são mais fáceis de limpar.
* Evite prateleiras acima do berço. Elas normalmente são utilizadas para guardar bichos de pelúcia e outros objetos que acumulam poeira. Na escolha dos objetos que serão guardados nas prateleiras, dê preferência aos feitos de plástico ou material de fácil limpeza. Em vez da prateleira, opte por um baú de plástico, facilitando a higienização dos brinquedos da criança.
* Carpetes devem ser evitados do contato com o alérgico. A melhor opção, nesse caso, são os pisos lisos de madeira ou de vinil.
* Em relação às tarefas domésticas, é preferível que os pequenos alérgicos auxiliem apenas na arrumação da cama e evitem participar da limpeza. O contato com produtos químicos pode agravar o quadro.

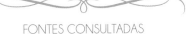

FONTES CONSULTADAS

Antonio Carlos Pastorino é pediatra, alergista, imunologista e chefe da Unidade de Imunologia do ICr.
Magda Carneiro-Sampaio é pediatra especialista em Imunoalergologia, Professora Titular do Departamento de Pediatria da Faculdade de Medicina da Universidade de São Paulo (FMUSP) e Presidente do Conselho Diretor do Instituto da Criança (ICr) do Hospital das Clínicas da FMUSP.

39

CRESCER PODE DOER

Dor do crescimento é uma doença leve e na maioria das vezes não trará qualquer problema futuro à criança. No entanto, deve ser valorizada e devidamente atenuada

Se, ao acordar no meio da noite, seu filho se queixar de dor nas pernas, não pense que é manha ou que ele quer companhia para voltar a dormir. A dor frequente nos membros (ou dor do crescimento, como é popularmente conhecida) existe, sim, e acomete de 10 a 20% das crianças entre 2 e 8 anos de idade. A cada 10 crianças, duas vão relatar esse tipo de dor, sendo que, em metade desses casos, os pais também apresentaram a mesma queixa na infância. Apesar de a causa ser desconhecida, não se trata de uma doença, mas de uma ocorrência benigna que não acarretará sequelas ao paciente.

COMO IDENTIFICÁ-LA?

O que ocorre é que, normalmente, os pacientes se queixam de dor nas pernas, sobretudo na panturrilha, coxas ou atrás do joelho. Na maioria das vezes, a dor se alterna entre os membros: um dia se apresenta na perna direita, em outro na esquerda, e também pode se manifestar com maior intensidade em uma das duas. Acontece, em geral, no final da tarde ou no início da noite, podendo até acordar a criança. A periodicidade é muito variada e pode ser estimulada por alguns fatores como um dia frio, carga de estresse na escola, uma prova ou após a realização de atividade física intensa.

Para que o médico estabeleça o diagnóstico, é importante atestar por meio da história clínica que o paciente não tem nenhum sintoma associado – como febre ou falta de apetite –, ou alterações em análises laboratoriais e exames de imagem. Além disso, não se trata de uma dor localizada, mas difusa, que se alterna entre os membros, mas que, geralmente, dura entre 5 e 20 minutos. O exame físico é normal.

SEM ESTRESSE

Um estudo realizado com cerca de 70 pacientes no Instituto da Criança apontou que o melhor parâmetro para minimizar a dor foi a tranquilização dos pais. É importante que a família saiba que a situação pode ser contornada com o acolhimento do pequeno. Massagens locais movimentam o fluxo sanguíneo e também atenuam o problema. Do ponto de vista emocional, esse carinho irá demonstrar que os pais se importam com o que a criança está sentindo. O que não pode ocorrer é a negligência da queixa de seu filho. A dor é individual, existe e deve ser levada em consideração.

A questão emocional está bastante relacionada às dores do crescimento. Alunos multitarefas, que cobram muito de si mesmos, ou até mesmo os filhos cujos pais preenchem totalmente suas agendas podem ser vítimas frequentes da dor. A família pode não saber, mas o ócio é importante para o desenvolvimento infantil. A criança tem que brincar ou ficar algum tempo sem fazer nada.

Viver em um ambiente familiar e escolar harmonioso e praticar esportes pode prevenir ou amenizar a incidência das dores do crescimento. A natação é um bom exemplo, pois reduz a tensão muscular, além de ser uma atividade de pouco impacto, por se tratar de um esporte aquático.

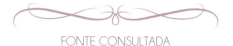

FONTE CONSULTADA

Clovis Artur Almeida da Silva é reumatologista pediátrico e responsável técnico científico pela Unidade de Reumatologia do ICr. Também é professor associado do Departamento de Pediatria da Faculdade de Medicina da Universidade de São Paulo (FMUSP).

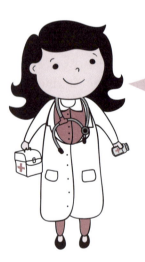

Não negligencie a dor do seu filho. Para amenizá-la, acolha seu pequeno, demonstre carinho e preocupação. Massageie o local dolorido e estimule-o a praticar atividades de baixo impacto, como natação.

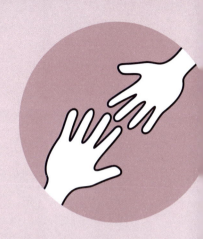

SEÇÃO 5
SOS

Saiba como agir assertivamente em caso de emergência

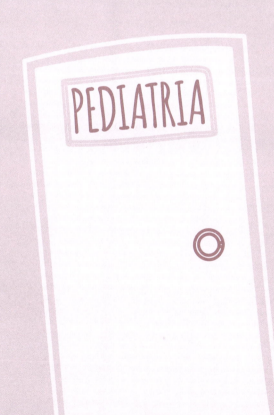

40

SEU FILHO SE QUEIMOU, E AGORA?

Esqueça as pomadas, os óleos e outros produtos que só vão atrapalhar. A água deve ser o remédio imediato

O perigo pode estar no fogão ou quando, a um simples descuido dos pais, o bebê alcança a tomada desprotegida com seu dedo. "As queimaduras são uma das principais causas de traumas domésticos envolvendo os pequenos. Nós não conseguimos prevenir todos os acidentes, mas os traumas, sim", diferencia o doutor Roberto Tozze, pediatra do ICr. Isso porque prevenção é a palavra-chave a partir do momento em que seu bebê sai do colo. Lembre-se de que a cozinha é o ambiente da casa mais arriscado para seu filho; por isso, prefira mantê-lo em outro cômodo, principalmente na hora do preparo das refeições. Mas, se for inevitável, doutor Tozze orienta: ao cozinhar, mantenha os cabos das panelas virados para dentro ou opte pelas bocas traseiras do fogão.

A parte elétrica da casa também merece atenção redobrada quando pequenos e curiosos dedinhos já começam a perambular pelo chão. Faça uma perícia minuciosa e certifique-se de que os fios dos equipamentos estão encapados e as tomadas, devidamente protegidas. "Também não se esqueça de manter o ferro de passar roupa bem longe das crianças", reforça o doutor.

Mesmo seguindo as medidas preventivas, nenhuma família está totalmente imune aos riscos do dia a dia, certo? Então não se desespere diante de uma queimadura. Acalme-se e aprenda a tomar a atitude certa.

Diante de qualquer queimadura por fogo, apenas lave a região afetada com água corrente. "Em hipótese alguma utilize óleo, creme dental, manteiga ou qualquer que seja a pomada. Isso só vai dificultar o curativo correto, que terá que ser feito no hospital, podendo agravar ainda mais a lesão", orienta o especialista. Após lavar a região, vá ao hospital e deixe que a equipe médica cuide do seu bebê.

Em caso de choque elétrico residencial, dificilmente a criança sofrerá um dano muito grave. Não se preocupe se o bebê ficar irritado e choroso. Mas se ele desmaiar, leve-o imediatamente ao serviço de emergência. "O que ocorre é que obrigatoriamente a corrente elétrica entra por um ponto do corpo e sai por outro. Nesse caminho, a corrente pode passar pelo coração e provocar uma arritmia ou parada cardíaca", explica o doutor Tozze.

IDENTIFIQUE OS TIPOS DE QUEIMADURA

* 1º grau: trata-se de um processo inflamatório em que a pele fica apenas avermelhada. Neste caso, o quadro só é considerado grave se a região afetada for extensa e atingir articulações, mãos e face. Queimaduras no rosto podem comprometer as vias aéreas e, nas articulações, dependendo do caso, provocar atrofia.

* 2º grau: quando a lesão apresentar bolhas, é um indicativo de que a queimadura foi mais profunda. Atenção! Nunca estoure a bolha sem indicação e auxílio médico. A pele é o órgão de proteção do corpo. Uma queimadura expõe a vítima a infecções e perda de líquido e a bolha é uma reação do organismo para, de alguma forma, manter essa proteção. No entanto, se a bolha estourar sozinha, não deixe de procurar assistência médica.

* 3º grau: casos dessa gravidade dificilmente ocorrem em ambiente doméstico. Mas é importante saber que essa queimadura tem aparência esbranquiçada e, na maioria dos casos, a vítima não sente dor, sinal de que a inervação local foi atingida, afetando a sensibilidade.

FONTE CONSULTADA

Roberto Tozze é pediatra assistente do ICr.

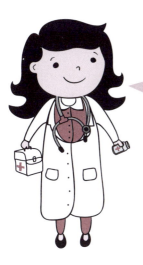

Esqueça as receitas caseiras contra queimadura! Usar óleo, manteiga ou creme dental só irá dificultar o curativo correto, que terá de ser feito no hospital.

41

CONVULSÃO: EMERGÊNCIA COMUM NOS PRIMEIROS SEIS ANOS DE VIDA

Ver seu filho se debater em uma crise convulsiva é assustador, mas tomar a atitude correta faz toda a diferença. Veja como você pode ajudá-lo

Por *Kette Valente**

Na infância, assim como na vida adulta, há diferentes tipos de crises epilépticas, e as que apresentam fenômenos motores podem ser chamadas de convulsões. Entretanto, podem ocorrer crises convulsivas e crises não convulsivas. No primeiro caso, as crianças se debatem excessivamente e podem ficar rígidas, com o corpo endurecido. Já nos episódios não convulsivos, pode haver apenas a perda do contato da criança com o meio em que ela está. O olhar fica parado, ela para de fazer o que estava fazendo e pode ficar um pouco confusa depois. Diante dos diferentes tipos de crises, o principal equívoco por parte dos pais é pensar que toda a criança que convulsiona tem epilepsia. Essa associação está errada.

QUAIS SÃO OS MOTIVOS QUE PODEM LEVAR UMA CRIANÇA A CONVULSIONAR?

Diante de um quadro febril, infecções, desidratação ou traumas após queda (por exemplo, traumatismo craniencefálico), as crianças podem convulsionar. Neste caso, temos uma crise decorrente de um problema agudo, ou seja, um fator desencadeante que, naquele momento, levou àquela crise. Isso não é epilepsia. A predisposição genética e a imaturidade do cérebro estão entre as causas do problema.

As crises secundárias a um evento podem ser causadas por um quadro momentâneo. Não caracterizam epilepsia e o paciente não precisa de medicação permanente. Neste contexto, é necessário tratar o problema que desencadeou a crise.

Dentre as crises secundárias da infância, a mais comum é a convulsão febril, que pode ocorrer desde a fase da amamentação até os seis anos. Pode ser única ou recorrente, o que irá denotar que se trata de uma criança predisposta geneticamente a convulsionar a cada febre ou processo infeccioso, por exemplo.

A epilepsia é diferente. Trata-se de crises epilépticas recorrentes, convulsivas ou não, mas é necessário ter mais de uma crise ou uma grande chance de recorrência da crise, com base no eletroencefalograma, para caracterizar a doença. Mesmo assim, boa parte das epilepsias na infância é tratável e curável. O mito de que a doença é para a vida inteira não é real para todos os pacientes.

DURANTE A CRISE: O QUE FAZER E O QUE ESTÁ PROIBIDO?

O medo mais comum dos pais é de que seus filhos sufoquem ao convulsionar, mas não há o menor risco de isso ocorrer, já que não há como a língua ir para trás, sufocando a criança. Isso é um mito. O importante é não colocar a mão ou qualquer outro objeto para manter a boca da criança aberta ou tentar desenrolar a língua. Não há o que os pais possam fazer além de virar o corpo e a cabeça do paciente de lado para evitar engasgos e protegê-lo com travesseiro para que não se machuque com os movimentos. Tenha paciência e saiba que a convulsão é um fenômeno autolimitado, com começo, meio e fim, e que costuma durar até dois minutos.

Entretanto, se os movimentos persistirem por mais de cinco minutos, a criança deve ser levada ao pronto-atendimento para avaliação médica. Depois de convulsionar, ela pode apresentar sintomas como confusão mental, sonolência e choro. Vale ressaltar que a convulsão é como um exercício vigoroso e, por isso, pode incomodar, causando dores pelo corpo. Nesse caso, analgésicos podem ser administrados para combater os sintomas. Ao contrário do que a maioria pensa, não há contraindicação em deixar a criança dormir após a crise.

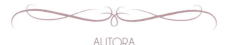

AUTORA

Kette Valente é neurofisiologista do Hospital das Clínicas e Professora Livre-Docente de Neurologia Infantil da Faculdade de Medicina da Universidade de São Paulo (FMUSP).

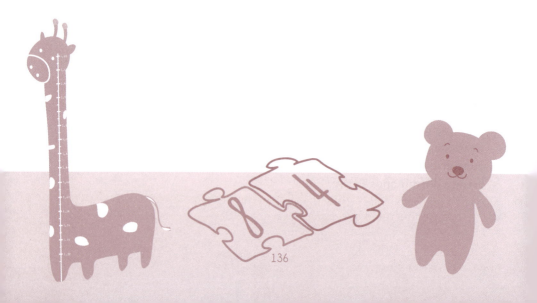

42

FEBRE, O ALARME DO NOSSO CORPO

Entenda quando e por que a temperatura sobe, e o
que fazer com seu filho pequeno nesses casos

Mãos frias e testa quente, desânimo e, às vezes, até falta de apetite. Criança com febre é sinônimo de pais preocupados. A febre é um sintoma, não uma doença; é como o alarme contra ladrão. Quando dispara, sinaliza que há um invasor no corpo do seu filho, que há algo errado. Então, é muito valiosa nesse sentido. Mas ela é apenas o aviso, pois não há uma relação clara entre a febre e a gravidade da doença. Amigdalites (dor de garganta), por exemplo, causam febre alta, mas são controladas em poucos dias. Entretanto, uma infecção grave pode abater tanto o organismo da vítima que ela nem terá energia para produzir uma febre tão alta.

Para entender melhor: a temperatura do nosso corpo decorre de um equilíbrio entre perda e ganho de calor. O controle é feito pelo sistema nervoso central, cuja função é manter a temperatura ideal para o funcionamento do organismo, que é ao redor de 36,5°C. Consideram-se normais temperaturas até 36,9°C. Quando esse mecanismo de controle de temperatura do organismo é desequilibrado por mediadores fabricados por um processo de doença, ocorre a febre, que pode ser indício de duas situações distintas:

* *inflamação:* doenças reumatológicas, como artrites, não causam infecção alguma, porém há um mecanismo de inflamação, que libera esses mediadores e causa febre;
* *infecção:* o que dispara a fabricação desses mediadores é um germe, um micróbio que desencadeia um gatilho com efeito final similar ao

da inflamação. Por isso, às vezes é muito difícil diferenciar inflamação da infecção. Entretanto, a imensa maioria dos casos de febre em crianças ocorre por infecção, por conta da imaturidade do sistema imunológico e também em decorrência da baixa exposição dos pequenos aos agentes infecciosos.

A infecção pode ser causada por vírus ou bactérias. Com exceção do vírus Influenza, não há remédio para os demais. Isso porque eles têm uma evolução que chamamos de autolimitada, que é dissipada pela própria defesa do organismo, em aproximadamente cinco dias. Ambos modificam a temperatura, mas a alteração é menor quando se trata de um vírus e maior no caso da bactéria. O estado geral e o apetite da criança também são mais abalados no último caso.

Quando a criança tem uma virose, aquele vírus passa a fazer parte da memória imunológica e nunca mais vai causar infecção naquele indivíduo. Mas como existem cerca de 80 vírus diferentes circulando no ar, os episódios de virose podem ser frequentes na infância até que a memória imunológica seja fortalecida.

Porém, até os três meses de idade, esse fenômeno é muito sério. A imaturidade imunológica é intensa. Então, se a criança pega uma infecção, isso realmente é preocupante, porque a resposta imunológica é muito baixa e pode evoluir rapidamente para uma doença grave. Por isso, o recém-nascido deve ser mantido em uma redoma. Muita gente pensa que ele está liberado ao tomar a primeira batelada de vacinas. Mas não tem nada a ver com isso. Sempre que possível, é importante que a mãe respeite o resguardo dos seis meses de vida.

COMO AGIR DIANTE DA FEBRE

Considera-se febre o aumento da temperatura acima de 37°C; os casos acima de 37,5°C a 38°C devem ser tratados. O banho frio está proibido, pois não resolve. Mesmo ao perder calor no chuveiro, o agente estranho vai continuar no organismo e, portanto, os mediadores continuarão a dar ordem ao sistema nervoso central para manter a temperatura alta. O correto é ministrar o antitérmico, que regula o centro de controle da febre de novo. Entretanto, se o agente infeccioso continuar no organismo, a febre vai voltar. Por isso, o antitérmico é paliativo, não influencia em nada no tratamento da doença, apenas traz conforto ao paciente. Por isso, se a febre não ceder, apenas o médico terá condições de interceder de maneira efetiva.

Diante de um quadro febril, é comum a dúvida dos pais sobre a conduta correta. No caso de recém-nascidos, de até três meses, procure imediatamente o pediatra de confiança da família. Acima de três meses, os pais devem observar o estado geral. Se estiver razoável, deve-se ministrar o antitérmico, aguardar duas horas e observar a evolução. Normalmente, nas doenças mais comuns, duas horas depois a febre diminui e o estado geral melhora.

FONTE CONSULTADA

Claudio Schvartsman é pediatra, responsável pelo Pronto-
-Socorro do ICr.

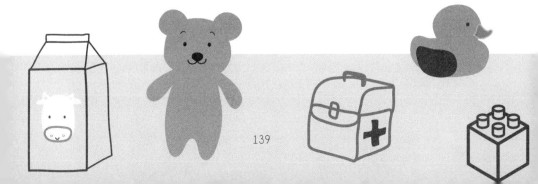

43

O QUE FAZER (OU NÃO) EM CASO DE VÔMITO E DIARREIA

Manter a dieta habitual, sobretudo a ingestão de leite, é uma das recomendações do especialista. Confira outras condutas ideais para auxiliar no restabelecimento do seu filho

Se a refeição não cair bem, o mal-estar pode ocorrer de forma isolada e logo o seu pequeno estará brincando novamente. No entanto, o sinal de alerta acende diante de dois a três episódios de vômitos no mesmo dia. De bate-pronto, o sintoma é inespecífico e pode compor alguns quadros clínicos. Mesmo sem generalizar (já que o diagnóstico certeiro depende da avaliação do estado geral da criança, antes e depois da evolução desse sintoma pelo pediatra de sua confiança), na maioria dos casos, quando o vômito não estiver acompanhado de febre alta e prostração, dentro de 12 a 24 horas, o quadro pode evoluir para uma diarreia aguda. Por isso, você deve estar preparado para tomar a atitude correta a fim de prevenir uma desidratação, além de evitar medicamentos indevidos. Siga as orientações de nosso especialista, doutor José Nélio Cavinatto.

* *Mantenha o leite:* para os lactentes, uma boa notícia! O leite do peito previne em mais de 70% as chances de o bebê ter diarreia. Mesmo as crianças maiores não devem ser privadas do leite, mesmo que não seja o de peito, pois, ainda que ele aumente o volume das fezes, é uma fonte de nutrição que irá fortalecer o indivíduo para melhor

combater o vírus. Além disso, o leite não irá interferir no ciclo de evolução da diarreia aguda, que é de cinco a sete dias.

* *Aumente a ingestão de líquidos*: água, chás, sopas e água de coco ajudam a repor sódio, potássio e sais minerais perdidos na diarreia.

* *Ofereça soluções de hidratação oral comercial*: as mães podem recorrer às soluções da Organização Mundial da Saúde (OMS), oferecidas nos postos de saúde. Além disso, entre os produtos comercializados em farmácias, há variação de concentração de sódio (90, 60, 75 e 45%). Pesquisas apontam que a solução com sódio 60 é a mais apropriada, pois a absorção da água e do sódio se dá de maneira mais efetiva e há menos riscos de efeitos colaterais. A água de coco, por sua vez, é um bom coadjuvante para o tratamento efetivo, diante de um quadro de desidratação; entretanto, os hidratantes mais eficientes são as soluções da OMS e as comerciais.

Converse com seu médico sobre a utilização de medicações que bloqueiam os vômitos. Existe hoje uma medicação muito eficiente e praticamente isenta de efeitos colaterais.

"Se notar que a criança apresenta olhos encovados, 'moleira afundada' (deprimida), pele que, após fazer uma dobra, demora para voltar ao normal, e principalmente demora para urinar, procure imediatamente um serviço de emergência médica."

O QUE NÃO FAZER?

* *Não administre antibióticos:* a maioria das diarreias agudas (entre 80 a 90% dos casos) é causada por vírus e esses medicamentos combatem bactérias, exclusivamente. Portanto, em nada contribuem para o quadro do paciente, além de alterar a flora intestinal. Esses medicamentos são recomendados apenas diante de diarreias bacterianas, que apresentarem muco e sangue – duas características que, a propósito, sinalizam emergência absoluta. Diante desse quadro, a mãe deve procurar o pediatra imediatamente.

* *Probióticos apenas com recomendação médica:* em geral, os produtos com organismos vivos em sua composição, que prometem auxiliar na recomposição da flora intestinal, na verdade garantem resultados pouco expressivos. Além disso, é necessário saber a dosagem correta mediante peso e altura do paciente e posologia do

medicamento para administrá-lo. Assim, somente o médico pode referendar o uso.

* *Medicações para inibir o desarranjo intestinal:* esses remédios inibem a excreção do vírus e podem aumentar o tempo da diarreia.

FONTE CONSULTADA

José Nélio Cavinatto é pediatra do ICr.

44

ANAFILAXIA: QUANDO A ALERGIA É GRAVE

*Qualquer sintoma na pele associado a outro
que comprometa a respiração, a circulação ou a
digestão do seu filho deve despertar sua atenção.
Não tente resolver em casa. Procure o serviço
médico de emergência*

Coceira, inchaço ou manchas vermelhas. A primeira reação alérgica sempre é uma surpresa para os pais. Mas quando esses sintomas de pele estiverem associados ao comprometimento de outros sistemas do organismo, como dificuldade de respirar, desmaio, tontura, palidez, vômitos ou diarreia, os pais devem ficar atentos. O quadro alerta para uma reação alérgica grave, a chamada anafilaxia, que pode causar risco de morte à criança. Por isso, o recomendável é procurar o serviço médico de emergência imediatamente. Medicar o paciente por conta própria com antialérgicos ou corticoides não resolve o problema. Ao contrário, perde-se tempo precioso para um atendimento adequado.

Infelizmente, crianças de todas as idades estão sujeitas a apresentar (ou desenvolver ao longo da vida) alergia a algum desencadeante, que pode ser alimento, medicamento, picada de inseto etc. Não existem características orgânicas específicas para determinar suscetibilidade à alergia, apenas mediante a reação, que sinaliza que o sistema imunológico do paciente respondeu em defesa àquele componente, que foi visto como agressor pelo organismo.

TÁ NA MESA!

Muito se ouve falar a respeito dos alimentos, que são os campeões em provocar alergia. De fato, produtos como leite, ovo, oleaginosas e frutos do mar são grandes desencadeantes, mas também é preciso observar a faixa etária. Até os cinco anos, mais da metade dos casos é causada por alimentos. A partir dessa idade, o perfil de atividade da criança muda e ela vai sendo exposta a outras coisas que podem causar alergia grave como picadas de insetos, componentes químicos de medicamentos etc. Mas, atenção! Se o seu filho for picado por um inseto e você perceber somente um inchaço grande no local, trata-se de uma alergia simples de ser contornada. Anafilaxia implica o comprometimento de outro órgão também. No entanto, se a picada não inchar tanto, mas o pequeno apresentar dificuldade para respirar, pode ser anafilaxia.

PRONTO-SOCORRO EM CASA?

Não há o que os pais possam fazer além de agir rapidamente ao se deparar com os sintomas. Portanto, a primeira coisa é aprender a reconhecer que determinados sinais se referem a uma reação alérgica grave:

* Inchaço, coceira, vermelhidão na pele + diarreia, vômito, desmaio, dificuldade em respirar, tontura ou palidez.

CUIDADOS DIANTE DA ANAFILAXIA

Diante de alguma combinação desses sintomas, leve a criança ao atendimento de emergência mais próximo. Ao comprovar a anafilaxia, para combatê-la, o médico irá aplicar adrenalina injetável e investigar o agente causador. A partir de então, o ideal é que a criança ande com uma pulseira de identificação com a seguinte inscrição: *"Anafilaxia a determinado alimento ou reagente".*

Os pais devem ser orientados a usar adrenalina injetável e a ter o medicamento em casa caso o filho tenha contato acidental com o componente alérgeno. Existe também uma caneta de adrenalina injetável que a criança pode levar consigo.

Informe a escola, o clube e todos os lugares que seu filho frequenta sobre a alergia, para que todos que convivam com ele saibam o produto a ser evitado para o resto da vida.

GRUPOS DE RISCO

Em crianças menores de dois anos, a anafilaxia é mais difícil de ser reconhecida, pelo menos de bate-pronto, como deve ser, já que os pequenos não falam. Definitivamente, neste caso, a alergia grave não é algo simples para os pais identificarem sem auxílio médico. O sinal vermelho deve acender após a manifestação na pele. Diante desse sintoma e de uma alteração comportamental fora do comum, como irritação ou choro incessante, procure o serviço de emergência.

A atitude reivindicatória e a necessidade de estar inserido e de ser aprovado por um determinado grupo, características peculiares da adolescência, caracterizam tal faixa etária como de risco, já que esses jovens podem se arriscar sem medo e ter mais resistência a um limite imposto pela condição de alérgico.

FONTE CONSULTADA

Hany Simon é pediatra emergencista e atua no pronto--socorro do ICr.

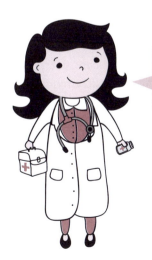

Em caso de manifestações alérgicas, não medique por conta própria. Não perca tempo! Vá ao hospital! Seu filho é alérgico? Conte a todos de seu ciclo social para que saibam o componente a ser evitado pelo resto da vida.

45

A SEGURANÇA POR TRÁS DA BRINCADEIRA

Antes de presentear uma criança, verifique se o material
é, de fato, seguro e apropriado à faixa etária

Por *Aide Mitie Kudo**

Os brinquedos estimulam a fantasia, o desenvolvimento motor, cognitivo e social das crianças. Mas, desde o final da década de 1980, antes de fazer a alegria dos pequenos, todo brinquedo fabricado e/ou comercializado no Brasil deve passar pelo processo de avaliação de conformidade de brinquedos e, se aprovado, obter o selo do Inmetro (Instituto Nacional de Metrologia, Qualidade e Tecnologia). Este selo garante que o produto/brinquedo foi testado e aprovado por laboratórios credenciados, e que está dentro das normas de qualidade e segurança para utilização pelas crianças. Segundo o Programa de Avaliação de Conformidade do Inmetro, são avaliados os seguintes itens:

* impacto/queda: verifica o possível surgimento de partes pequenas e/ou cortantes, pontas agudas ou algum mecanismo interno no brinquedo que possa ser acessível à criança, quando em queda;
* mordida: visa descobrir se a mordida gera partes pequenas arrancadas pela boca, pontas perigosas ou partes cortantes;
* tração: verifica o surgimento de ponta perigosa funcional e risco de a criança cair sobre a ponta gerada, quando tracionada;
* químico: analisa a presença de metais pesados, nocivos à saúde, nos produtos;

* inflamabilidade: verifica se o brinquedo entra em combustão rápida e se o fogo se espalha pelo corpo da criança, caso ela passe perto do fogo com o brinquedo;
* ruído: verifica se o nível de ruído do brinquedo está dentro dos limites estabelecidos na legislação.

Tudo isso é importante para garantir que o objeto não cause riscos à saúde da criança. Os brinquedos também estão relacionados com a faixa etária apropriada para seu uso, visando principalmente evitar acidentes; por exemplo, produtos com peças pequenas não são indicados para crianças pequenas. Desse modo, o Inmetro aprova o item para determinada faixa etária. Por isso, antes de presentear qualquer criança, fique atento para as seguintes recomendações:

* compre brinquedos em lojas legalmente estabelecidas, exigindo nota fiscal;
* artigos importados também devem passar pelo mesmo processo de certificação e conter o selo do Inmetro;
* preocupe-se também com as embalagens. Verifique se elas contêm grampos metálicos, sacos plásticos e/ou papéis coloridos com tintas tóxicas;
* a embalagem e o manual de instruções devem conter as seguintes informações, preferencialmente em português:
    – faixa etária ou a idade a que se destina;
    – regras de montagem;
    – modo de usar /regras do jogo;
    – número de peças e conteúdo;
    – eventuais riscos que possa apresentar;
    – nome do fabricante ou importador.

O lazer do seu filho não é brincadeira! Leve a sério a compra de brinquedos e certifique-se de que o material que está levando para casa é seguro e adequado à faixa etária da criança. Só assim a diversão estará garantida!

AUTORA

Aide Mitie Kudo é graduada em Terapia Ocupacional pela Faculdade de Medicina da Universidade de São Paulo (FMUSP) e pós-graduada em Administração em Serviços de Saúde e Administração Hospitalar pela Faculdade de Saúde Pública da Universidade de São Paulo. É coordenadora do Serviço de Terapia Ocupacional do ICr.

OUTRAS FONTES

http://www.inmetro.gov.br
http://www.ipem.pr.gov
http://www.abrinq.com.br

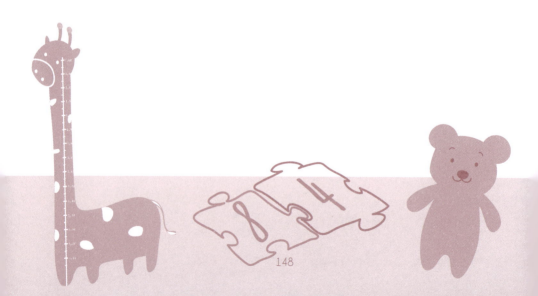

46

O QUE SERÁ QUE ELE ENGOLIU?

Moedas e baterias de relógio estão entre os objetos mais engolidos no pronto-socorro do Instituto da Criança. Em caso de acidente, tentar resolver em casa é perder um tempo precioso. Leve seu filho diretamente ao serviço de emergência mais próximo

Nunca é demais reforçar a importância de manter os objetos pequenos e pontiagudos, além dos produtos químicos e de limpeza doméstica longe do alcance das crianças. A partir dos oito meses, quando a criança já faz o movimento de pinça, unindo os dedos indicador e polegar, os pais devem redobrar a atenção com os objetos que estiverem ao redor do pequeno. "Isso porque, na fase oral, até os dois anos de idade, é normal que eles levem tudo à boca. Eles já têm habilidade motora para isso, mas não têm o juízo do adulto para saber que não podem engolir", explica doutora Regina Maria Rodrigues, pediatra emergencista que atua no Pronto-Socorro do Instituto da Criança.

As moedas e baterias de relógio são os objetos mais engolidos pelas crianças admitidas na emergência do ICr. A especialista conta que, diante dessa situação, a única recomendação é levar o paciente ao pronto-socorro. Tentar resolver em casa fará os pais perderem um tempo precioso, além de verem o quadro se agravar ao forçar o vômito ou colocar a mão na boca da criança para retirar o objeto. "Isso porque, se o paciente tiver engolido soda cáustica, por exemplo, e os pais provocarem o vômito, o produto vai voltar queimando o esôfago. Se for um objeto pequeno, o adulto provavelmente vai empurrá-lo ainda mais", detalha doutora Regina.

Além de levar objetos à boca, a criança pode colocá-los no nariz. Esta é outra situação que não pode ser resolvida em casa. Doutor Roberto Tozze reitera a importância de encaminhar o paciente ao serviço de emergência para que o médico tome as devidas providências. "É muito perigoso querer tirar esse objeto sozinho, pois a criança pode aspirá-lo, causando insuficiência respiratória", ressalta o especialista.

O recomendável é que sempre haja um adulto de vigília quando o assunto é criança pequena. Apenas alguns minutos de descuido são suficientes para que o pequeno engula algo sem que os pais percebam, o que dificulta o pronto-atendimento. Os pediatras ensinam a identificar os possíveis sinais de ingestão:

* a criança chora incessantemente;
* a criança tem falta de ar ou saliva muito;
* a boca ou a região da mucosa bucal estão lesionadas, com cor diferente;
* a criança começa a tossir de maneira não comum;
* ocorrem vômitos com odor ou cor estranha.

"No entanto, os sintomas serão imediatamente perceptíveis apenas se o objeto engolido ficar preso no esôfago ou se for um produto químico que queime, como a soda cáustica, por exemplo. Se for um objeto pequeno, vai descer sem que os pais percebam. Baterias de relógio só dão sinal depois, quando se rompem no organismo e a criança corre o risco de sofrer uma perfuração de esôfago ou intestino", detalha doutora Regina.

Por isso, o melhor remédio é manter o ambiente sempre limpo para que as crianças brinquem seguras.

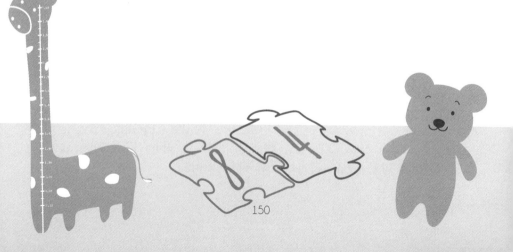

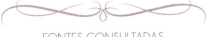

FONTES CONSULTADAS

Regina Maria Rodrigues é médica assistente do Pronto-
-Socorro do ICr.

Roberto Tozze é pediatra assistente do ICr.

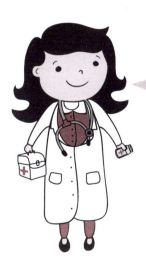

A partir dos oito meses, seu filho já consegue fazer o movimento de pinça, unindo os dedos indicador e polegar.

Então fique atento aos objetos pequenos e mantenha a casa sempre limpa para que as crianças brinquem em segurança.

47

CONVERSE SOBRE SEGURANÇA COM A GAROTADA

O frequente desaparecimento de crianças motivadas por pessoas conhecidas e não somente estranhos alerta para a necessidade de orientar as crianças e dar-lhes ferramentas para se protegerem sozinhas

"Cuidado na saída da escola! Não aceite nada nem fale com estranhos." Falas como essas são comuns entre os pais quando pretendem instruir e proteger seus filhos das más intenções de desconhecidos. O assustador é que, apenas em São Paulo, nove mil crianças e adolescentes ainda desaparecem por ano. No Brasil, esse mesmo índice chega a 40 mil. Considerando que 85% dos casos de desaparecimentos estão atrelados à fuga do lar, além de casos de desaparecimento motivado por conhecido da família e da criança, é fundamental notar que a preocupação dos pais e adultos responsáveis não esteja vinculadas apenas à preocupação com estranhos ou desconhecidos. "Ao orientar apenas para o estranho, dependendo da rigidez do diálogo, os pais podem colaborar, sem querer, para que a criança desenvolva fobia social. Há sim que se orientar (mas não apenas para o estranho), com uma conversa que fortaleça as escolhas da criança por meio do vínculo e da confiança, não do pânico", afirma Katia Dantas, diretora de políticas públicas para a América Latina e Caribe do International Center for Missing & Exploited Children (ICMEC), organização não governamental que lidera um movimento global em proteção à criança do desaparecimento ou abuso e exploração sexual.

O teor do diálogo é muito importante, pois um dos problemas atuais dos casos de desaparecimento está relacionado à ausência de envolvimento dos pais na rotina da criança. "A conversa se perdeu ao longo dos anos. É importante que os responsáveis tomem conhecimento periódico do que ocorreu na escola, de quem são os amigos dos seus filhos e dos locais que costumam frequentar. Crie o hábito de desacelerar os próprios compromissos e olhar para a criança, estar aberto ao diálogo e participar efetivamente do dia a dia dela, conhecendo seus hábitos e horários", sugere Katia.

Estabelecer um vínculo de amizade e educar a criança para que sempre conte a verdade evita tragédias. "Assim, mesmo se ocorrer o desaparecimento, quando os pais conhecem os hábitos e detêm informações sobre a rotina da criança, logo saberão quando algo estiver errado, tomarão providências e a localização tende a ocorrer mais rapidamente", ressalta Gilka Gattás, Professora Livre-Docente da Faculdade de Medicina da Universidade de São Paulo e coordenadora do projeto Caminho de Volta, que há mais de dez anos ajuda a elucidar casos de crianças desaparecidas.

A SUPERPROTEÇÃO E SUAS ARMADILHAS

Diante dos perigos da sociedade moderna, os pais acabam chamando todas as responsabilidades dos filhos para si e, sem querer, não transmitem informação de como eles mesmos podem se proteger. Na opinião de Gilka, com a tutela excessiva, os familiares impedem a criança de desenvolver senso de perigo e têm a falsa sensação de que estão protegendo-a quando, na verdade, estão tornando-a ainda mais vulnerável.

Katia reitera, ainda, que a internet tem contribuído para essa falsa sensação de proteção. Muitas vezes os pais têm a falsa impressão de que o filho está protegido porque não está "brincando lá fora" e respiram aliviados quando ele está em casa. "Mas são poucos os pais que se preocupam com segurança *on-line*, principalmente pelo desconhecimento acerca do que ocorre hoje em dia no mundo virtual." Por isso, é importante ter em mente essa conversa sobre cidadania digital. A orientação certeira e apropriada vale mais do que a falsa cúpula de vidro.

E você? Já conversou com o seu filho sobre segurança? Sabe como ensiná--lo a se proteger, como se orientar em um lugar desconhecido e o que fazer quando se perder de você? Então, "tenha 25 minutos de conversa". É o que propõe a iniciativa do National Center for Missing and Exploited Children, organização irmã do International Center for Missing and Exploited Children (ICMEC) nos Estados Unidos, para prevenir o desaparecimento de crianças.

As orientações a seguir foram extraídas do *site* norte-americano www. take25.org, que propõe uma linha de diálogo entre pais e filhos adequada às faixas etárias.

Crianças de cinco a oito anos de idade
Você sabe o nosso endereço? E o telefone de casa, do meu trabalho e celular?
Alguma vez alguém ligou ou bateu à nossa porta enquanto eu não estava? Se sim, o que você fez?
Vamos fazer uma lista de três pessoas para as quais você pode ligar em situação de emergência?
O seu apelido virtual ou e-mail diz muito sobre você? Se sim, vamos pensar em outro mais seguro?
Quem são seus amigos virtuais? Você os conhece pessoalmente?
Se você se sentir em perigo ao caminhar para a escola, onde você buscará ajuda?
Se um adulto abordasse você e pedisse ajuda, o que você faria?
Se você se perdesse de nós no parque ou em alguma loja, para quem você pediria ajuda?
Se alguém tocar você de um jeito que o deixe constrangido e desconfortável ou tentar te levar embora, você deve gritar "Não" o mais alto que puder. Vamos treinar esse "Não"? E agora vamos ver o quanto você consegue correr!

Pré-adolescentes entre nove e doze anos de idade
Quais são os *sites* que você gosta de visitar? Você pode mostrá-los para mim?
Você já navegou por algum conteúdo *on-line* que fez você se sentir desconfortável?
Você considera seguro dividir suas senhas com seus amigos? E com seu melhor amigo?
Se algo acontecer na escola e você se sentir mal ou assustado, você contará para mim?
Alguma vez alguém tocou você de um jeito que lhe assustou ou fez com que se sentisse desconfortável? Você soube o que fazer na hora?

Adolescentes entre treze e dezessete anos de idade
Que tipo de informação você considera seguro divulgar *on-line* sobre você?
Você se sente confortável com as informações que postou na rede, mesmo sabendo que elas podem ser vistas por amigos, profissionais que trabalham na sua escola ou universidade?
Você e seus amigos já conversaram sobre quais fotos podem ser postadas? E sobre os comentários que vocês deixam nas páginas uns dos outros?
Você e seus amigos ficam sempre juntos quando saem?
O que você faria se alguém se aproximasse de você a pé ou dirigindo carro ou moto? Você saberia o que fazer se alguém tentasse tocar ou agarrar você de modo inapropriado?

MAIS INFORMAÇÕES:

* ICMEC: www.icmec.org.
* Projeto Caminho de Volta: http://www.caminhodevolta.fm.usp.br.
* Safernet, para dicas de proteção *on-line*: www.safernet.org.br.
* Polícia Civil e Programa São Paulo em busca das crianças e adolescentes desaparecidos http://www.policiacivil.sp.gov.br/programa/.
* Jogos do Senninha, para as crianças se divertirem protegidas: http://senna.globo.com/senninha/navegue_protegido/index.asp.
* 10 fotos de seu filho que não deveriam estar nas redes sociais: http://diiirce.com.br/fotos-de-criancas.
* Internet sem vacilo (campanha da Unicef para jovens): http://www.internetsemvacilo.org.br.

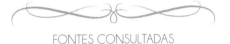

FONTES CONSULTADAS

Gilka Gattás é Professora Livre-Docente da Faculdade de Medicina da Universidade de São Paulo e coordenadora do projeto Caminho de Volta, que há quase 10 anos ajuda a elucidar casos de crianças desaparecidas.

Katia Dantas é Diretora de Políticas Públicas para a América Latina e o Caribe do International Center for Missing & Exploited Children (ICMEC), organização não governamental que há mais de 15 anos se dedica a identificar, capacitar e preencher lacunas na capacidade da comunidade global em proteger adequadamente as crianças contra o sequestro, o desaparecimento, o abuso sexual e a exploração.

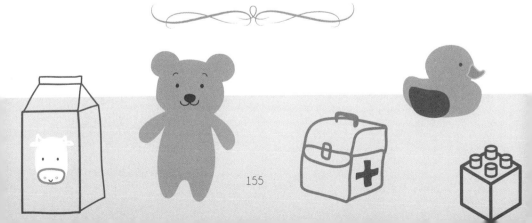

SEÇÃO 6
VIVER E AMADURECER

Descubra a adolescência

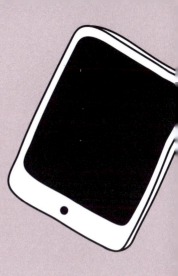
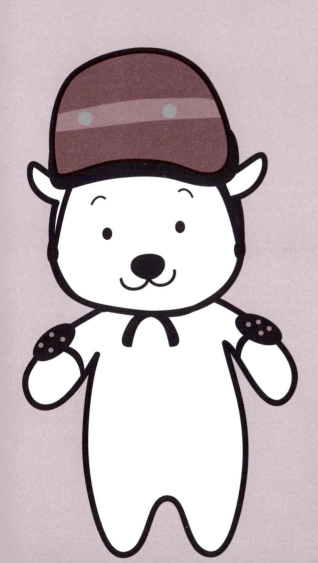

48

QUANDO A PUBERDADE CHEGA SEM PEDIR LICENÇA

Entenda o turbilhão de mudanças físicas e biológicas
que acontecem rapidamente no corpo do seu filho
nesta importante fase de transição da vida

A partir da concepção de um novo ser, o desenvolvimento é demarcado por fases, e há aquela etapa em que o indivíduo não é mais criança, mas também ainda não carrega a responsabilidade da vida adulta. A puberdade é uma fase de transição, como um prenúncio da adolescência, em que ocorrem mudanças físicas e biológicas.

Enquanto a adolescência compõe um período grande, de mais ou menos dez anos, de transformação (lenta e gradual) biológica, psicológica, social e cerebral, a puberdade ocorre num período bem mais curto (entre 2 e 4 anos) e chega sem pedir licença.

"É perceptível como o jeito da pessoa muda. Os hormônios começam a ser produzidos, o indivíduo começa a sair daquele corpo franzino de criança para virar adulto. Teoricamente, está preparado para se reproduzir. Está alto, forte, com todos os seus contornos. E isso tudo acontece muito rapidamente," afirma Benedito Lourenço, pediatra especialista em adolescentes do ICr.

O ANÚNCIO NAS MENINAS

O primeiro sinal de que a menina entrou na puberdade não é o aparecimento dos pelos pubianos e sim quando o seio desponta (o chamado broto mamário). Pode ser que apareça apenas um carocinho de um lado só ou os dois de uma vez. No começo, essa assimetria é supernormal. Nesse momento pode haver um pouco de sensibilidade na aréola.

Hoje, a puberdade das garotas acontece, em média, em torno dos nove a dez anos de idade. Se até os treze anos os sinais não despontarem, vale a pena investigar com o pediatra.

A PUBERDADE NOS MENINOS

Diferentemente do que alguns pensam, o aumento do pênis não indica o início da puberdade para os garotos. "O ponto de partida, na verdade, é o crescimento dos testículos, que atingem 2,5 cm de altura e, em média, entre 10 e 11 anos de idade, passam a produzir os hormônios masculinos, como a testosterona. O pênis irá se desenvolver apenas dois anos após esse primeiro sinal, em geral, aos 12 anos. Todo o desenvolvimento do menino ocorre de maneira mais lenta se comparado ao da menina", afirma doutor Benito Lourenço.

Diante do primeiro sinal da puberdade, tanto nos meninos como nas meninas, é dada a largada para alguns marcos do desenvolvimento:

* **estirão da puberdade:** durante a infância, crescemos entre 4 e 6 cm por ano. Na puberdade, o indivíduo pode crescer de 8 a 12 cm por ano, crescimento mais expressivo da vida. Não se pode esquecer que o estirão começa pelas pontas: primeiro mãos e pés, depois pernas e braços e, por último, o tronco. Por isso é comum reconhecer nos adolescentes aquele andar e jeito desengonçados.
* **dimorfismo sexual:** o corpo adquire forma masculina ou feminina. Se, durante a infância, não é possível identificar o sexo de um bebê de costas, durante a puberdade isso passa a ser possível. Nos meninos, identificamos crescimento dos ombros e as meninas começam a depositar gordura no quadril, tomando aquela forma de "violão".
* **todos os órgãos do nosso corpo crescem durante a puberdade:** rim, pulmão, intestino, sangue, olho. Tudo se desenvolve. Doutor Benito recomenda inclusive que o pré-adolescente consulte um oftalmologista, pois geralmente é durante a puberdade que alterações visuais, como a miopia, podem aparecer.

* **maturidade sexual**: dizem que a puberdade nada mais é do que uma série de transformações que acontecem no corpo para preparar o jovem para se reproduzir. A puberdade prepara do ponto de vista físico, e a adolescência, do ponto de vista emocional.

Para as meninas, a menarca (primeira menstruação) é um dos últimos fenômenos puberais. "Eis um sinal de que o turbilhão de mudanças terminou, assim como o auge do crescimento. Após a menstruação, em geral, as meninas crescem apenas mais 5 a 7 centímetros no total."

Ao longo dos últimos cinquenta anos, observa-se um adiantamento da puberdade e, consequentemente, da adolescência. "Antigamente, a menina menstruava pela primeira vez aos 16 e hoje a média é aos 12. Isso ocorreu devido à melhora na oferta dos alimentos para as crianças, à prática de atividade física, melhora da qualidade de vida", conclui doutor Benito.

FONTE CONSULTADA

Benito Lourenço é hebiatra e coordenador da Unidade de Adolescentes do ICr.

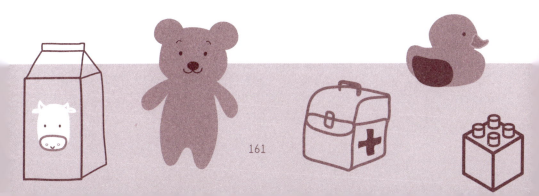

49

GRAVIDEZ NA ADOLESCÊNCIA: DESEJADA OU INDESEJADA, SEMPRE É INCONSEQUENTE

Diante da personalidade inquieta, com constantes oscilações de humor, peculiares da faixa etária, cabe à família executar melhor seu papel, que é a base na construção do indivíduo. Amor, diálogo, valores e limites são essenciais para reduzir ainda mais as estatísticas

Por *Maria Ignez Saito**

Um turbilhão de mudanças e transformações. Assim é a adolescência, uma etapa crucial no desenvolvimento humano, na qual problemas, agravos e eventos bem-sucedidos repercutem ao longo de toda a vida e podem até transcender gerações. No âmbito psicossocial, há uma busca por identidade, regada a uma atitude social reivindicatória, em que o jovem visa traçar seu próprio caminho, colocar-se na sociedade. Nesse ínterim, verifica-se ainda a influência de opinião do grupo no qual ele está inserido e suas consequências. Sob o aspecto biológico, o corpo infantil dá lugar à eclosão de hormônios sexuais, o que também está relacionado ao estímulo para o exercício da sexualidade.

O que acontece, então, é que na maioria das vezes o adolescente tem o corpo preparado para a reprodução, mas o aspecto emocional ainda não está maduro o suficiente. Ele está em processo de transformação, ainda não está pronto. Quem não está pronto corre mais riscos e, portanto, requer proteção e prevenção.

Neste contexto, a gravidez na adolescência, seja desejada ou indesejada, ocorre conforme a vulnerabilidade e a exposição da jovem a dois grupos de risco: o primeiro engloba os aspectos individuais – como desejo de experimentar o novo, a vivência temporal singular, que faz com que adolescentes antecipem aquilo que lhes dá prazer e posterguem indefinidamente o que não desperta interesse – e a forte influência do grupo de amigos, que pode estimular comportamentos de risco; o segundo refere-se ao ambiente, ou seja, família, escola, religião, nível socioeconômico e políticas públicas como um todo.

Sabe-se que nossas meninas estão mais precoces, entrando na puberdade cada vez mais cedo. Isso está relacionado à chamada "aceleração secular do crescimento", que está ligada a melhores condições de vida, principalmente, no que diz respeito ao padrão nutricional. Vale lembrar que a transformação psicossocial é até anterior: há meninas de sete, oito anos que já andam maquiadas, com a unha feita e mechas nos cabelos, fruto provável de uma sociedade bastante erotizada.

Em meio a essa personalidade inquieta, com constantes oscilações de humor, para frear de fato os índices de gravidez na adolescência, cabe à família executar melhor seu papel, que é a base na construção do indivíduo. Para isso, alguns questionamentos devem vir à tona por parte dos pais: que tipo de família pretendemos formar? Será que estabelecemos diálogos produtivos com nossos filhos desde a infância a ponto de abordar a sexualidade com tranquilidade e segurança?

Lembrem-se de que vocês, mães e pais, servirão como modelo para seus filhos ao longo de toda a vida. Nas famílias desestruturadas, o risco de agravos – não somente de gravidez na adolescência, mas também do uso de drogas – é muito maior, já que não existe o sentimento de pertencer e sim a ausência de referenciais adequados. É importante ressaltar também a importância do incentivo pessoal e profissional, que é fundamental para que o jovem trace um projeto de vida e se afaste de caminhos tortuosos e inseguros. Há famílias que levantam a autoestima do indivíduo, outras que a destroem. A palavra de ordem, principalmente das mães, é extremamente potente. Diante de ofensas, como "você não vai ser ninguém, não consegue aprender nada, não resolve nada, eu não confio em você", o ser imaturo constrói essa imagem vexatória de si mesmo, como se ele estivesse *sempre* aquém das expectativas. Isso pode ser um perigo, pois ele pode se conformar com qualquer migalha e embarcar em qualquer coisa que para ele se pareça com amor ou atenção especial, pois, na verdade, ele não tem essa referência.

Quando há amor em casa, há também limite. Quem traça limite ama muito mais do que aquele que não se importa. Além disso, deve haver um alinhamento de discurso na família, no qual pais e mães falem a mesma língua, o que é muito complicado nos casos de casais separados. Geralmente, o lado mais culpado da separação deixa o filho fazer o que quiser, como uma maneira de compensar. E pode ser que a atitude nem seja consciente ou proposital. Ele só quer ser amado de volta, quer mostrar que ainda é pai ou ainda é mãe.

A gravidez é muito mais frequente nas famílias que já têm esse modelo, ou seja, que a mãe, irmã ou prima engravidaram na adolescência. A adolescente, então, baseia-se nessas referências próximas, ainda que de maneira inconsciente.

QUEM EDUCA SEU FILHO?

O computador e a velocidade com que se obtêm informações das mais diversas naturezas? A televisão, cujo conteúdo não recebe o filtro adequado da censura, principalmente em casa? O rádio e as músicas que trocaram a poesia por refrãos que incitam a violência, a falta de respeito e denigrem a mulher? Ou vocês: pais e mães que, de fato, estão preocupados com a formação de seus filhos? Antes de responder, pense se você não está se apoiando em falsas muletas. Na atual composição da família moderna, as mães também trabalham fora. E então surge a desculpa (quase sempre acompanhada da culpa) da falta de tempo para se dedicar aos filhos. Isso não é argumento nem deve servir como pretexto. O mais importante não é a quantidade de afeto, o importante é qualidade. Será que você dedica parte do seu tempo livre ao seu filho? Estabelece diálogo? Conta uma história para ele? Será que você o considera mais importante do que o seu trabalho ou carreira? Estas são questões não de causa e efeito para gravidez na adolescência, mas fatores que devem ser levados em consideração frente a uma gestação precoce.

Atente para não estabelecer que seu filho está a salvo em frente à televisão ou ao computador. Ao contrário, procure fazer o contraponto diante da programação e pontuar o certo e errado. Por exemplo, há algo mais banalizado do que sexualidade em novela? Se vocês não filtrarem o conteúdo, as crianças vão assimilar que não tem importância que os casamentos se desfaçam, que as relações sejam tênues e que trair seja a regra. A própria gravidez na adolescência parece mais fácil de lidar na televisão, já que o pai sempre assume o bebê, a família ganha o enxoval e é feliz. Na vida real não é assim.

Outro aspecto relevante e que serviria como forte ponto de apoio na formação dos adolescentes é a escola, legítimo espaço de prevenção e que deveria ser mais formativa, mas que atualmente também sofre com a desapropriação dos valores, quando, em algumas situações, os professores têm até medo dos alunos.

Enfim, depois de detalhar muitos dos componentes que podem interferir na gravidez na adolescência, vale ressaltar que a expressão final do risco deve contemplar todos esses fatores, mas a prevenção e a determinação podem suplantá-los. Assim, um adolescente que tem nível socioeconômico precário consegue minimizar o risco à medida que constrói o futuro com base no estudo, na luta, no trabalho e em projetos de vida bem estruturados. Considerando outras instâncias, é possível afirmar que adolescentes que têm religião engravidam menos, assim como aqueles que têm contato com orientação sexual na escola e, fundamentalmente, os que não são agredidos e/ou sexualmente abusados no seio de suas famílias e que percebem que as figuras de amor e proteção se transformaram em criminosos impiedosos.

Em geral, os índices de gravidez na adolescência estão caindo entre adolescentes de quinze a dezenove anos e mantendo cifras alarmantes entre jovens de dez a catorze anos. É preciso manter a conscientização, pois a gestação na adolescência ainda corresponde a 25% dos partos do Sistema Único de Saúde (SUS) e pode oferecer risco para mães adolescentes e seus filhos.

Para contribuir de forma relevante para reverter esse quadro, a expectativa é que você, leitor, responda: sim, eu educo meu filho na base do diálogo, do amor com limite, da transmissão de valores. Tudo dentro de um modelo familiar adequado, para proteção de riscos, como o da gravidez na adolescência.

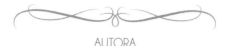

AUTORA

Maria Ignez Saito é Professor Livre-Docente pelo Departamento de Pediatria da Faculdade de Medicina da Universidade de São Paulo (FMUSP). Presidente do Departamento de Adolescência da Sociedade de Pediatria de São Paulo (SPSP). Membro da Comissão Científica do Programa de Saúde do Adolescente – Secretaria de Estado da Saúde de São Paulo. Consultor Médico do Ministério da Saúde e da Organização Panamericana da Saúde.

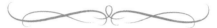

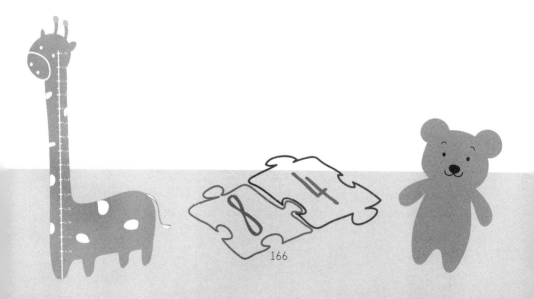

VACINA CONTRA O HPV (PARTE 1)

Desafios e reflexões

Por *Maria Ignez Saito**

Da mesma forma que a sífilis e, posteriormente, a aids, que ocupam lugar de destaque entre os agravos relacionados às doenças sexualmente transmissíveis (DST), aqueles causados pelo papilomavírus humano (HPV), atualmente, motivam discussão e pesquisas para sua erradicação.

O QUE É O HPV?

Ao longo das últimas décadas, diversas linhas de pesquisa convergiram para a identificação do HPV como agente causador do câncer do colo do útero. Atualmente, são conhecidos mais de 100 tipos de HPV, dos quais de 30 a 40 afetam as regiões anogenitais, e 15 a 20 são classificados como cancerígenos.

Os tipos do HPV 16 (54%) e 18 (16%) são responsáveis por aproximadamente 70% dos casos de câncer de colo do útero, vagina e ânus e por cerca de 30 a 40% dos casos de câncer de vulva, pênis e orofaringe; os tipos 6 e 11 são responsáveis por 90% das etiologias das verrugas genitais.

VACINAÇÃO CONTRA O HPV

As vacinas são consideradas um dos mais importantes avanços da medicina, sendo responsáveis pela diminuição e até erradicação de diversas doenças. A vacina quadrivalente contra HPV é muito eficaz, ou seja, é capaz de induzir grandes quantidades de anticorpos específicos. Enquanto em outras vacinas se atingem níveis de anticorpos inferiores ou, no máximo, próximos àqueles induzidos pela infecção natural, na vacina contra HPV os títulos de anticorpos são muito maiores do que os da dita infecção.

Estudos a longo prazo sugerem que a vacina oferece proteção duradoura, pois não se observou falha vacinal em pessoas que a receberam após 8,5 anos de acompanhamento, mesmo quando os anticorpos não eram mais detectáveis.

É importante ressaltar que este é um produto resultante de engenharia genética, pois não tem DNA viral em sua composição, o que diminui muito a possibilidade de efeitos adversos.

Estamos, neste momento, vivenciando mais uma conquista relevante de prevenção, com a inserção da vacina quadrivalente contra HPV no calendário oficial do Ministério da Saúde, que tem como objetivo principal a prevenção do câncer de colo do útero e das verrugas genitais. Em março de 2014, foram contempladas adolescentes do sexo feminino entre onze e treze anos. Em 2015 será a vez de crianças e adolescentes do sexo feminino entre nove e onze anos.

INFECÇÃO PELO HPV E CÂNCER DE COLO UTERINO: UMA MINORIA?

É correto afirmar que nem toda a infecção pelo HPV provoca câncer. Outros fatores podem influenciar o aparecimento do câncer, entre eles: idade de início da atividade sexual, número de parceiros, passado sexual do parceiro (mesmo que único), imunossupressão, tabagismo, uso de anticoncepcionais orais (principalmente por longo tempo), ausência de preservativo (até mesmo seu uso correto vai diminuir, mas não impedir a infecção pelo HPV, que é um vírus de contato) e até alguns aspectos ligados à nutrição.

O que se discute é o conceito estatístico de "minoria". O HPV é a DST mais comum, portanto a "minoria" é traduzida, no caso do câncer de colo do útero, por 530 mil novos casos por ano. Segundo a Organização Mundial da Saúde (OMS), o câncer de colo do útero é o terceiro tipo de câncer mais frequente no mundo, subindo para a segunda posição quando se trata de mulheres em idade reprodutiva (15 a 44 anos). Só no Brasil são aproximadamente 18 mil novos casos por ano com 5 mil mortes.

É fundamental que, quando se trata de HPV, o nosso raciocínio não fique vinculado apenas ao câncer de colo uterino, pois os tipos encontrados na vacina 16 e 18 são responsáveis também por câncer de vulva e vagina, ânus, pênis e, atualmente, orofaringe. Também é extremamente importante considerar a relevância das chamadas verrugas genitais com uma média de 1,9 milhões de casos por ano no território nacional, com duração média de 125 dias em cada episódio de verruga, altamente infectantes e recidivantes, que podem ser de difícil tratamento e provocar não só agravos físicos, como também psicológicos.

A Agência Nacional de Vigilância Sanitária (Anvisa) aprovou a vacina quadrivalente contra HPV (conhecida internacionalmente como Gardasil®) para prevenção de câncer anal em homens e mulheres de 9 a 26 anos.

A infecção por HPV 16 e 18 está ligada a 93% dos casos de câncer anal em homens e mulheres. Apesar de ser considerado um câncer não muito comum (1,5 caso a cada 100 mil pessoas), o câncer anal é condição preocupante, pois tem crescido entre homens e mulheres e só perde para o aumento dos casos de câncer de cabeça e pescoço. Estimativas dos registros de câncer dos Estados Unidos mostram taxa de crescimento de 2% ao ano. Na população geral, o câncer anal é mais frequente em mulheres do que em homens.

Principalmente para os pediatras, a preocupação inclui a papilomatose respiratória, patologia extremamente grave, que exige intervenções cirúrgicas constantes por suas recidivas frequentes que podem até levar à morte. Acreditava-se que a papilomatose era originária da contaminação pelo canal de parto; atualmente, é sabido que já existe contaminação pelo líquido amniótico e até por contatos em ambientes contaminados de sala de parto. A papilomatose respiratória, apesar de ser considerada doença benigna, pode desempenhar possível papel nos cânceres de cabeça e pescoço.

CONSIDERAÇÕES FINAIS

A vacina quadrivalente contra o HPV foi aprovada em 127 países, e sua segurança e eficácia estão bem estabelecidas por organizações internacionais da maior competência e idoneidade. Para isso, precisou satisfazer os mais rigorosos princípios exigidos. Entre as organizações destacam-se: Organização Mundial da Saúde (OMS); Organização Panamericana de Saúde (OPAS); Centro de Controle e Prevenção de Doenças dos Estados Unidos (CDC); Agência Europeia de Medicamentos (EMEA); Food and Drug Administration (FDA); e, no Brasil, Agência Nacional de Vigilância Sanitária (Anvisa) e Ministério da Saúde.

Comprovou-se em relação à vacina quadrivalente recombinante (para os tipos 6, 11, 16 e 18):

- Alta eficácia na prevenção de câncer cervical, vulvar, vaginal e outras doenças anogenitais causadas pelos tipos 6, 11, 16 e 18.
- Substancial redução de CIN 2/3 e AIS, em comparação ao uso de placebo.
- Imunogenicidade comprovada em adolescentes e jovens de ambos os sexos e em mulheres adultas.
- Evidência de resposta anamnésica.
- Segurança.
- Boa tolerância.
- Boa aceitação.
- Efeitos colaterais locais e apenas febre como efeito adverso sistêmico.

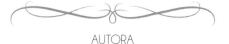

AUTORA

Maria Ignez Saito é Professor Livre-Docente pelo Departamento de Pediatria da Faculdade de Medicina da Universidade de São Paulo (FMUSP). Presidente do Departamento de Adolescência da Sociedade de Pediatria de São Paulo (SPSP). Membro da Comissão Científica do Programa de Saúde do Adolescente – Secretaria de Estado da Saúde de São Paulo. Consultor Médico do Ministério da Saúde e da Organização Panamericana da Saúde.

51

VACINA CONTRA O HPV (PARTE 2)

Saiba a quais grupos a vacina é indicada

Por *Maria Ignez Saito**

O papilomavírus humano (HPV) pode ser responsável por cânceres de colo do útero, vagina, ânus, vulva e pênis, contribuindo para o câncer da orofaringe e pela quase totalidade das verrugas genitais.

O Centro para Controle e Prevenção de Doenças (CDC) dos Estados Unidos revela que o risco para aquisição deste vírus para indivíduos, de ambos os sexos, sexualmente ativos, é de 50%. A Organização Mundial da Saúde (OMS) relata que a cada ano ocorrem 30 milhões de casos de verruga genital e aproximadamente 500 mil novos casos de câncer. No Brasil, são 18 mil casos novos por ano, com 5 mil mortes.

Após muitos anos de luta, em 1º de julho de 2013, o Ministério da Saúde anunciou a incorporação da vacina quadrivalente no calendário oficial, para o sexo feminino, a partir de 2014, medida que estendia a prevenção a todos os níveis socioeconômicos.

Já em 2014, meninas de onze a treze anos deveriam ter recebido as duas primeiras doses da vacina. Com a adoção do esquema vacinal estendido (0, 6 e 60 meses), seria possível ampliar a oferta da vacina, a partir de 2015, para pré-adolescentes e adolescentes entre nove e onze anos. Esse esquema tem duas vantagens: a primeira é que possibilita alcançar a cobertura vacinal de forma rápida com a administração das duas doses; a terceira dose, cinco anos depois, funciona como um reforço, prolongando o efeito protetor contra a doença.

A adoção dessa estratégia baseou-se em estudos recentes que comprovam sua eficácia (já é utilizada em países como Canadá, Chile, Colômbia, México e Suíça) e segue a recomendação da Organização Panamericana de Saúde (OPAS), apenas para programas públicos de imunização em larga escala de meninas na faixa etária de nove a treze anos.

Até o momento, atestam a segurança da vacina no mundo: o Comitê Consultivo Global em Segurança de Vacinas (GACVS) da OMS, a OPAS, o CDC, a Agência Europeia de Medicamentos (Emea), a Food and Drug Administration (FDA); no Brasil, a Agência Nacional de Vigilância Sanitária (Anvisa), o Ministério da Saúde (MS), a Sociedade Brasileira de Pediatria (SBP) e a Federação Brasileira das Associações de Ginecologia e Obstetrícia (Febrasgo).

Em todo o mundo já foram aplicadas mais de 180 milhões de doses, com excelente perfil de segurança.

O Brasil alcançou, com a primeira etapa da vacinação, em março de 2014, uma cobertura vacinal em torno de 90%. Foram mais de 4.159.335 doses aplicadas, sem registros de eventos adversos graves que pudessem ser atribuídos à vacina.

A compilação de dados do MS (FormSus/Datasus) mostrou como eventos adversos:

* Locais: dor, edema e eritema.
* Sistêmicos: febre ($\geq$ 38°C), cefaleia, síncope (vasovagal, mais frequente em adolescentes, medo da injeção, jejum prolongado, fadiga, locais superlotados), reações de hipersensibilidade.
* Foram notificados alguns efeitos adversos graves: anafilaxia (9 casos), convulsão (8 casos), neurite ótica (2 casos) e paralisia facial de Bell (1 caso).

Ressalte-se em relação aos eventos neurológicos aventados (inclusive paralisias), até o momento não existem evidências que confirmem relação causal com a vacina contra o HPV. Destaca-se que todos os eventos graves notificados foram investigados e que, até o momento, apenas os casos de anafilaxia foram confirmados como relacionados à vacina.

Na segunda dose da vacinação (1º de setembro), a cobertura nacional foi de apenas 31,54% e a primeira dose para meninas de nove a onze anos não atingiu 50% de cobertura (2015).

Esses dados mostram a necessidade de um resgate urgente para uma proposta de vacinação eficaz.

Assim, para elevar a conscientização é relevante considerar:

* A educação de adolescentes e familiares.
* A sensibilização e capacitação dos técnicos, principalmente pediatras e profissionais ligados ao Programa de Saúde da Família (PSF), que devem se despir de qualquer preconceito e/ou mito em relação à vacina, fazendo-a constar normalmente em suas orientações relacionadas à imunização em geral. Na realidade, as inseguranças devem ser substituídas por capacitação e competência.
* A mudança da sociedade como um todo, com o abandono de estereótipos relacionados à vacinação, como: "a vacina contra HPV vai tornar minha filha sexualmente ativa e promíscua"; "minha filha é muito jovem para precisar da vacina"; "minha filha é virgem e não precisa da vacina". Contra esses argumentos é importante salientar que a atividade sexual precoce está ligada à inserção em uma sociedade erotizada, à quebra de valores, à baixa autoestima e à antecipação da puberdade, entre outros; o que abre a porta da promiscuidade é a miséria e não a vacina. O HPV é um vírus de contato, portanto, mesmo virgens podem ser portadores. O nível de anticorpos é tanto mais elevado quanto mais jovem se tomar a vacina. O não aconselhamento da vacina ou até sua proibição por padres e pastores e até por profissionais de saúde indicam insegurança em relação à eficácia e ao benefício.

Será que pais, educadores e profissionais da saúde estarão, no futuro, preparados para responder à indagação de indivíduos portadores de câncer e verrugas relacionadas ao HPV, e que poderiam ter sido prevenidos? Existia a vacina? Por que não a tomei?

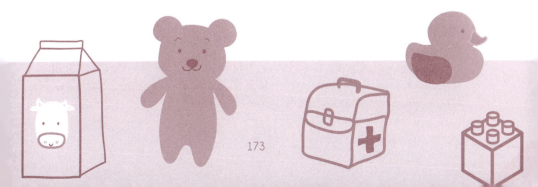

AUTORA

Maria Ignez Saito é Professor Livre-Docente pelo Departamento de Pediatria da Faculdade de Medicina da Universidade de São Paulo (FMUSP). Presidente do Departamento de Adolescência da Sociedade de Pediatria de São Paulo (SPSP). Membro da Comissão Científica do Programa de Saúde do Adolescente – Secretaria de Estado da Saúde de São Paulo. Consultor Médico do Ministério da Saúde e da Organização Panamericana da Saúde.

52

TODOS CONTRA O CIGARRO

Cerca de 75% dos fumantes se tornam dependentes do tabaco antes dos 18 anos, por isso, o tabagismo é considerado uma doença pediátrica. A prevenção é um dever da família e da escola

Na maior parte do tempo, ele está no mesmo ambiente dos jovens. Seja em festas e outros momentos de lazer ou até mesmo na universidade, as campanhas publicitárias da indústria do cigarro atuam fortemente com um discurso que, na prática, prega liberdade de expressão e de escolhas, virilidade, poder e sucesso. Entretanto, o que ocorre na realidade é justamente o inverso.

O consumo, que pode começar despretensiosamente, com o tempo, causa dependência. As consequências são impiedosas e comprometem a saúde bucal, o desempenho sexual, circulação, causando doenças cardiovasculares, o sistema respiratório, aumentando a incidência de enfisema, asma e bronquite. Sem contar os problemas sociais como baixa produtividade e empregabilidade, já que um candidato não fumante pode ter vantagens diante de um fumante em uma possível contratação. Isso porque o indivíduo tende a ser mais produtivo e com menor ocorrência de faltas ao trabalho.

A indústria do tabaco é obrigada a comunicar os riscos nas embalagens dos produtos, mas o adolescente não reconhece os riscos. Ao contrário: reconhece o cigarro como instrumento de reivindicação e de opinião, que o tornará pertencente a um grupo. Por isso é presa fácil dessa indústria, que foca na infância e adolescência como massa de controle para o tabagismo. As estatísticas reforçam esse enquadramento: 75% dos fumantes se tornam dependentes antes dos 18 anos. Muitos são afetados aos 12 ou 13 anos e somente 5% começam a fumar depois dos 25. Por isso, o tabagismo é tratado na Medicina como doença pediátrica.

Com a chegada do narguilé, a iniciação se dá ainda mais precocemente. De origem árabe, trata-se de uma espécie de cachimbo para fumar cigarro aromatizado. E justamente por dar sabor ao fumo, é mais atrativo para os jovens, que levam o narguilé como companhia nas festas. Muitos nem param para pensar ou, o que é pior, desconhecem o efeito nocivo que pode causar, já que em uma hora de uso, o teor de nicotina do narguilé equivale ao de um maço de cigarro. Por ser altamente aditivo, o Instituto Nacional do Câncer escolheu o narguilé como mote da campanha mundial do combate ao tabagismo de 2015. Porque os jovens não estão avisados sobre os efeitos do produto.

COMO O CIGARRO AGE NO ORGANISMO?

Apenas 19 segundos são suficientes para que a nicotina chegue ao cérebro após a tragada. Em baixas dosagens a substância facilita o relaxamento, causa euforia média, pode aumentar a atenção e a habilidade para resolver problemas. Ao chegar ao cérebro, o cigarro causa mudanças em vários químicos: níveis de dopamina se elevam, causando prazer. A performance de memória também aumenta naquele instante, mas depois cai bruscamente. Aí está uma das atuações do vício, já que, mesmo que inconscientemente, o indivíduo tende a recorrer ao cigarro sempre que exercer atividade que demande esforço intelectual.

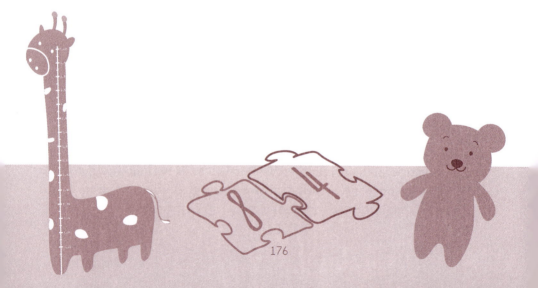

Aumentam também os índices de hormônios controladores do stress, prazer e bem-estar, como a endorfina. Isso pode causar redução de apetite, fazendo com que o indivíduo não ganhe peso. Por isso, ao parar de fumar, a prática de exercício é recomendada para repor a capacidade do corpo de repor sozinho as endorfinas.

MEDIDAS PREVENTIVAS

Os pais devem estar cientes de que educam por meio do exemplo e que, portanto, quando fumam, perdem a credibilidade ao chamar a atenção do filho em relação aos riscos do cigarro.

O papel da escola também tem sido fundamental não apenas para instruir corretamente as crianças, mas para que elas incentivem seus pais a pararem com o vício.

Nesse sentido, inciativas como o Programa do Dr. Barthô – Prevenção de Drogas Lícitas no Ensino Fundamental e Médio fortalecem ainda mais o papel social da escola frente à questão do tabagismo. Desde 2008, doutor João Paulo Becker Lotufo, ou Dr. Barthô, como é chamado artisticamente, visitou cerca de 200 salas de aula com intervenções teatrais, livretos, palestras, concursos de redação etc. com o único objetivo de disseminar conhecimento e promover o engajamento dos jovens contra o cigarro.

O projeto de prevenção de drogas no Ensino Fundamental e Médio aumentou a discussão do assunto de drogas lícitas nas famílias em 60%. Após a intervenção educativa de Dr. Barthô e os Doutores da Saúde constatou--se também 30% de abandono do cigarro e 29% de abandono do álcool em alguém da família.

Além do trabalho nas escolas, o médico coordena o Projeto Antitabágico no Hospital Universitário da USP, em que, durante a consulta de triagem, os residentes conduzem um aconselhamento breve de prevenção contra as drogas e verificam o risco nas famílias abordadas.

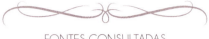

FONTES CONSULTADAS

João Paulo Becker Lotufo é pneumologista pediátrico e coordenador do Projeto Antitabágico do HU/USP e Secretário do Departamento de Pneumologia da Sociedade Brasileira de Pediatria.

Nise Yamaguchi é médica oncologista e imunologista. Trabalha na World Prevention Alliance, com sede em Lyon, na França e é integrante de comitês antitabagismo da Sociedade Internacional de Câncer de Pulmão.

OUTRAS FONTES

Aliança de Controle do Tabagismo (ACT) – Organização Não Governamental voltada à promoção de ações para a diminuição do impacto sanitário, social, ambiental e econômico gerado pela produção, consumo e exposição à fumaça do tabaco.

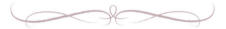

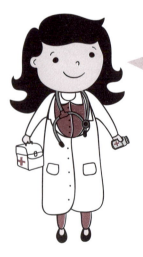

Apenas 19 segundos bastam para o cigarro chegar ao cérebro e descontrolar a emoção, estresse, memória e prazer. O vício pode acarretar problemas respiratórios dos mais simples até diversos tipos de cânceres. Família e escola devem se unir no combate a essa doença pediátrica.

ÍNDICE REMISSIVO

A

Álcool 9
Alcoolismo 9
Aleitamento materno XXV, 24
Alergia 94, 96, 100, 123, 143
  anafilaxia 143
  animais 100
Alimentação 3, 22, 35, 38, 40, 45, 94, 96
Alimentação e nutrição XXV
Amamentação XXV, 4, 14, 35, 36, 57
Anamnese XXVI, XXXI
Anestesia 113
Angústia da separação 26, 27, 30, 31
Animais de estimação 65, 67, 100

B

Baixo peso ao nascer 23, 24
Brincadeiras XXVI, 64, 146
Brincar 70
Bronquiolite 104

C

Cigarro 175
Cirurgia 113, 117
  de fimose 117
Constipação intestinal 42-44, 46

Consulta pediátrica XXV, XXVIII, XXXV
Convulsão 134
Coto umbilical 18, 19
Crescimento 126

D

Depressão pós-parto 4
Desenvolvimento XXVI, 23, 24, 26, 31, 72, 81
Diarreia 94-97, 140
Dor do crescimento 126

E

Exames de laboratório, exames complementares XXXI, 58, 113

F

Febre 135, 137, 138
  infecção 137
  inflamação 137
Fralda 18, 72
Fumo 176

G

Gestação 21

Gravidez 3, 6, 9, 14, 162
  na adolescência 162

I

Imunidade 64, 67
Internet XXXV, 153
Intolerância à lactose 94, 96

L

Leite de vaca 38, 39, 94

O

Obesidade 3-5, 21
Obstipação 42, 44

P

Parto 4, 9, 11
Prematuridade 11, 12, 21, 23
Puberdade 163
  precoce 159

Q

Queimadura 131

R

Raio-X XXXII
Recusa alimentar 106

Refluxo gastroesofágico 106
Relação médico-paciente XXV,
  XXXV
Remédios XXXV, XXXVI

S

Saúde bucal 56
Segurança 146, 152
Sobrepeso 4, 22
Sono 78

T

Tabagismo 176
Teste do pezinho 85, 89
Triagem neonatal 85, 89, 92

U

Umbigo 19

V

Vacinas XXVI, 6, 52, 167, 171
Vitamina D 62, 76
Vômitos 96, 106, 140